危険ですから注意しましょ

▶特に危険な医

下記の医薬部外品の成分は、これまでに
変異、染色体異常などの報告があったり、すでに外国で禁止されたりしている成分です。

商品に下記の成分が表示されている場合は、副作用の発現を警戒し、誤使用のないように注意しましょう。特にアレルギー体質や肝臓や腎臓に疾患のある人、高齢者や子供や妊娠している方など体に何らかの不安のある人は、気をつけてください。

★薬用化粧品

イクタモール、トリクロロカルバニリド

……化粧水、クリーム、ジェル剤、シャンプー、リンス、紫外線対策用化粧品などに含まれています。

★薬用歯みがき・洗口剤・口臭防止剤

パラオキシノ安息香酸エステル類、ポリアクリル酸ナトリウム

……薬用歯みがき、うがい剤、口臭防止スプレーなどに含まれています。

★体臭防止・制汗剤

クロルキシレノール、ヘキサクロロフェン

……わきが用制汗スプレー、デオドラント用品などに含まれています。

★染毛剤・脱色剤・白髪染め

パラフェニレンジアミン、塩酸2•4-ジアミノフェノール、

……ヘアダイ、ヘアカラー、ヘアマニキュアなどに含まれています。

★脱毛剤・除毛剤

チオグリコール酸、パラフィン

……除毛クリーム・ムース・フォーム・ジェル・ワックスなどに含まれています。

★育毛剤

エチニルエストラジオール、卵胞ホルモン

……育毛剤、育毛トニック・スプレー・シャンプーなどに含まれています。

★内用剤

イソプロピルメチルフェノール、ジブチルヒドロキシトルエン

……酔いどめ、不快感・吐き気を改善する商品などに含まれています。

商品の成分表示から
自分でカンタンに判定できる

改訂版

市販薬
医薬部外品
危険度
THE BOOK TO CHECK DANGEROUS
OTC-DRUGS & QUASI-DRUGS
チェックブック

体験を伝える会 添加物110番 編

情報センター出版局

はじめに

近年、“アレルギー”や“アトピー”あるいは“化学物質過敏症”といった専門用語は、テレビや新聞紙上でもまったくふつうに登場するようになり、多くの人に知られる言葉になりました。

しかし、今から30年以上前、当時中学生だった私が突然全身に強烈なかゆみを伴うじんましんにおそわれ数日間苦しんだとき、自分に何が起きたのかよくわかりませんでした。その症状がアレルギーだということもわかりませんでした。幾度か同じような症状を繰り返しながら、その症状がある加工食品を食べたときにきまって発症しているということに気づいたのです。そのときはじめて、アレルギー症、過敏症という症状の存在を知りました。同時に、加工食品には添加物という化学物質が多種類使用されていることも知りました。

そういったことから食品添加物とアレルギーとの関連に関心をもち、それらについて調べ始めると、案の定、添加物にはアレルギー性のある物質が多数あること、そればかりか発ガンの疑いのあるものさえあるのだという現実を知ったのです。その恐怖感からあらゆる添加物の毒性を調べ、数年がかりでそれらの毒性データを自分のために作り上げたのです。その手作りの冊子がたまたま出版社の目に止まり、同じ不安をもつ人のために出版しようと出されたのが、1995年発行の『食品・化粧品危険度チェックブック』という本です。

この本は、私と同じようにアレルギーで苦しんでいる人や添加物に不安をもっている人たちの大きな反響を得て、改訂版をへて今なお増刷を重ねています。

表示を見て簡単に危険度がチェックできるというこの本のわかりやすさ、使いやすさに多くの方から大きな評価をいただきました。それと同時に、「食品」と「化粧品」だけでなく、歯みがきや薬用シャンプー、染毛剤といった「医薬部外品」に属する商品や、多くの市販薬（家庭用医薬品）からのアレルギー被害例もたくさんお寄せいただきました。そして、ぜひこれらの商品に対しても「危険度チェックブック」を出してほしいという要望が相次いだのです。

そんな多くの読者のご要望やご意見、そして体験談をもとに、市販薬や医薬部外品についても調べていくと、それらにも食品と同様の添加物やアレルギーを引き起こす成分が数多く含まれていたことを知ったのです。ふたたび、それらの成分の毒性データを片っ端から調べて完成したのが本書『市販薬・医薬部外品危険度チェックブック』です。

医薬品には「効能」と同時に「副作用」や「中毒性」を併せもつことは、どなたでもご存じでしょう。本来、医薬品とは薬でもあるけれども毒でもあるのです。「副作用」も「中毒」も薬の毒性の部分です。

副作用なんて経験したことがないと思われている方もいるかも知れませんが、たとえばかぜ薬を飲んだときに頭がボーッとなったり眠くなったりすることはどなたにも経験があると思います。これは、かぜのせいではなく、薬の副作用です。この他にも、肩こりの貼り薬で皮膚が赤くなってかぶれたとか、下痢止め薬を飲んだあとに急に便秘になるなども副作用です。それらの症状が軽いうちは副作用にそれほど気をとめることはありませんが、体質や体調の変化によって、それらが大きな症状として現われる危険性があるのです。特にアレルギーといった側面では深刻な状態になることがあります。

医薬品に限らず、化学物質の多くは人体に取り込まれたとき、何らかの影響を及ぼします。それらの化学物質の毒性は、体内に入る量が極めて少なく、また私たちの体もそれらの物質の毒性を分解したり体外に排泄させるだけの機能を果たしていればそれほど大きな問題はありません。ところが、昨今のように化学物質を含んだ商品があふれ、毎日相当量が体に入ってくるようになると、もはやそこには安全という保証はなくなってきます。

すでにその兆候は、さまざまなところで現われています。医薬部外品や化粧品による皮膚障害の大半は、その成分や添加物として含まれている化学物質によるアレルギー症状と思われるものです。正常な範囲の使用でも被害を受ける人がいるわけですから、誤使用、誤飲、大量摂取になるともっと深刻な事態も予想されます。

私たちの生活はすでに相当量の化学物質を含んだ商品で囲まれてしまっていますが、それらの中で、「市販薬」「医薬部外品」という商品群は、人体との関わりが極めて強い分だけ、もっとも危険をはらんだ商品なのです。

私たちは、それらを今まで、あまりにも無造作にそして無関心に、しかもすでに相当な量を家庭内そして身体内に取り込んできていました。それらが徐々に私たちの健康を侵しつつあるという現状にすべての消費者が今気づかないと、将来ほんとうにとりかえしのつかないことになってしまいます。

一度、家庭内にある「市販薬」「医薬部外品」のそれぞれの成分表示をご覧になってみてください。「市販薬」「医薬部外品」には必ず成分として薬品名が記載されています。薬品名といっしょに「添加物」あるいは「指定成分」といった表示も目にするはずです。そこには見るからにややこしい化学物質名が記されています。

市販薬に記されている「添加物」は食品添加物とほぼ同様のものです。一方の医薬部外品に記されている「指定成分」は、食品のような単なる原材料表示とはまったく意味の違う考えで書かれています。「指定成分」は薬事法で「厚生労働大臣の指定する成分を含有する医薬部外品・化粧品にあっては、その成分の名称を容器に記載しなければならない」と書かれ、厚生労働省告示では、「これらは、消費者が医師からの情報をもとにアレルギー等の皮膚障害を起こす恐れのある製品の使用を自ら避けることができることを目的として選定された」と書かれているのです。

法律用語だと表現が難しいのですが、これをやさしくいえば、

「指定成分というのは、アレルギーを発症させる可能性のある危険な物質です。だから法律で表示を決めたんです。消費者は、(医師からの情報なども手に入れながら) 自分がアレルギーにならないようこの表示をよく見て気をつけて買いなさいよ」

ということです。

これがいわゆる食品の原材料表示とはまったく違う意味であることはおわかりだと思います。食品の表示は、危険のあるなしには関係なく、使った材料を表示するのに対し、指定成分表示は、最初からこれらは危険な要注意物質ですよと表示しているわけです。

「医薬品」の成分表示も、単なる原材料表示と受けとるのではなく、この薬にはこんなものが入っているから、副作用にも注意しなさいという警告の意味があると解釈したほうがいいでしょう。

つまり、これらの表示は、「ここに入っている成分は危険なものなのだから、表示をしっかり見て、使う人自身が気をつけなさいよ」ということです。もうすこし手を加えて表現すれば、「この表示を見落としたために、あなたが被害を受けても国やメーカーは責任を取らないよ」と暗にほのめかしていると解釈してもいいくらいです。

しかし、ここで消費者はひとつの疑問を感じることでしょう。「表示をよく見て、気をつけて買いなさい」と言うのなら、どの物質にどういう危険性があるのか、もっとちゃんと説明すべきだ――と。つまりいくら成分を表示しても、その危険性を判断する資料がないと、消費者にとってその表示は何ら意味がないのです。

パッケージの裏や底に虫めがねで見ないと見えないような字で書かれてある指定成分表示を見て、「これは私にはアレルギーを起こす物質

だから、買うのをやめておこう」などと商品選びをしている人は、現実にはほとんどいません。いや、できなかったのです。つまりそれは危険性を判断するデータも資料も存在していなかったからです。

本書の目的はまさにここにあります。

やっと消費者は、本書のデータによって表示のほんとうの意味とそこに込められた警告を解読できるわけです。

私たちの家庭に入り込んできたさまざまな薬剤や化学物質が危険をもっているとしても、現実問題としてそれらすべてを排除することはできません。また、それらをむやみやたらと恐れたり、一切購入しないというのもナンセンスですし精神衛生上もよくない話です。

排除するのではなく、それらと正しくつきあっていくことが私たちには求められているのです。そのためにどうしても必要なものが、適切な情報と、危険を遠ざけるという消費者自身の意識です。

いくら表示があっても、それを実際の生活の中で危険回避という方向で役立てられなければ何の意味もありません。

国や行政は私たちの健康を決して守ってはくれません。これまでの多くの薬害事件がそれを物語っています。今、徐々に社会に深く浸透している化学物質の危険性から守るのは、自分自身でしかないのです。

私たち自身が表示をしっかりと見て、危険なものはできるだけ家庭に持ち込まない、毎日の生活のちょっとしたそんな心構えが、わが身わが家族の、危険からの防衛になるのです。

そのためにも、ぜひとも本書を十分活用していただければと願っています。

改訂版発行に添えて

1997年６月に初版発行後、７年が経過しました。この間に、市販薬、医薬部外品をめぐる状況も大きく動いてきました。

市販薬の領域でいえば医療医薬品から市販薬へ転用されるスイッチＯＴＣ薬の増加、そして、医薬部外品の領域でいえば市販薬から医薬部外品への移行という新指定医薬部外品の品目増加、実は両方とも同じ流れと考えていいでしょう。これまで医師しか扱えなかった薬が薬局で買えるようになり、これまで薬局でしか買えなかった薬がスーパーやコンビニで買えるようになる、消費者には一見便利なようなこの流れですが、私には、「いい薬をどんどん開放しますから、国民はあまり医者に頼らず、自分の病気は自分で薬を買って自分で治しなさい」とお上からいわれているような気もします。別のいい方をすれば、薬の管理や責任が、医師や薬剤師から離れて、その商品を購入する消費者自身に求められつつあるといえなくもありません。

残念ながら、市販薬、医薬部外品をめぐる状況は、私たち消費者にとっては、安心な方向に向かっているというより、むしろより用心すべき方向に向かっているようにも感じます。

本書初版発行以降、市販薬の世界では、1997年の胃潰瘍治療薬Ｈ２ブロッカーの市販化や、2003年日本初の睡眠薬の発売などの話題が世間を賑わせました。医療薬から移行してきた効く薬はよく売れているようです。特に市販睡眠薬は驚異的な売り上げをみせているようです。

一方で、市販のかぜ薬の成分に脳出血や間質性肺炎を起こす深刻な副作用が見つかり、大きな問題にもなりました。

医薬部外品の世界では、1999年の滋養強壮ドリンクの自由販売化に代表される新指定医薬部外品が話題になりましたが、これ以降、どの程度の薬まで自由販売化できるのか、構造改革という政府のスローガンも絡みながら、検討されてきました。

そういった市販薬・医薬部外品をめぐる状況の変化を見つつ、本書の改訂のタイミングをはかっていましたが、いよいよ2004年7月に医薬部外品の見直しに一応の決着がつきましたので、2004年7月30日に施行された厚生労働省告示他関連法令をもとに解説部分を書き直し、またデータも追加し、今回改訂版を発行することになりました。

前述しましたように、市販薬・医薬部外品における一連の動きを見る限り、それらの製品に対する消費者つまり使用者の責任や管理が大きくなりつつあるのは否めないと思います。自分の安全・健康を守るためには、消費者自身が積極的に商品知識を学び、有益な情報だけに目を奪われずにその裏に潜む有害性・危険性を確認してはじめて使用するという慎重さが必要でしょう。

本書の利用が、その一助となることを信じております。

2004年10月

編　者

C O N T E N T S

※本書の記述は、2004年9月末時点のものです。

I

医薬品・医薬部外品の基礎知識

1 医薬品・医薬部外品・化粧品の違い

かつて、ドラッグストアやコンビニエンスストアが出現するまでは、医薬品は薬局で、化粧品は化粧品店で、そして医薬部外品は雑貨店で販売されていました。商品の種類と販売する店が整然と対応し、いわば棲み分けができていたわけです。

しかし、それぞれの商品自体が多様化していき、なおかつスーパー、コンビニ、ドラッグストアなどこれまでの棲み分けをこわしていく新たな販売の形態が出現していくなかで、医薬品・医薬部外品・化粧品の垣根は徐々に見えにくくなってきました。特にドラッグストアでは医薬品・医薬部外品・化粧品の商品が雑然と並べられ、これらの分類はもはや意識されることもないといった状態です。

例えば、ドリンク剤や育毛剤には医薬品に分類されるものもあれば医薬部外品のものもありますが、ドラッグストアの棚にはそんな分類などほとんど関係なくいっしょに並んでいて、消費者の立場からはこれらの区別はたいへん見えにくいものとなっています。

確かにパッケージの表示をよく見ると、「医薬品」「医薬部外品」といった表示は必ずなされているのですが、そこまで注意して購入する消費者ははたしてどれだけいるでしょうか。

本来、医薬品・医薬部外品・化粧品は法律によって明確に分類されている商品群です。そこには安全性を考える上での大きな意味が存在しています。現状のように販売段階で区別が見えにくくなっているからこそ、消費者自身がこれらの区別に関心を持って、安全性、危険性を意識しながら商品を適切に選んでいかなければなりません。

そこで、ここでは「市販薬」「医薬部外品」の危険性を考えていく前に、「医薬品」「医薬部外品」そして「化粧品」の法的な定義と分類、および表示について解説しましょう。

◉薬事法による違い

薬の製造に関するさまざまな法規のなかで、その根幹をなすのが薬事法です。医薬品・医薬部外品そして化粧品に関する定義もこの法律で定められています。

薬事法第２条では、医薬品・医薬部外品そして化粧品、医療器具をそれぞれ次のように定めています。

❶医薬品

①日本薬局方に収められているもの

②人または動物の疾病の診断、治療または予防に使用されることが目的とされているものであって、器具機械（歯科材料、医療用具および衛生用品を含む）でないもの（医薬部外品を除く）。

③人または動物の身体の構造または機能に影響を及ぼすことが目的とされているものであって、器具機械でないもの（医薬部外品および化粧品を除く）。

❷医薬部外品

下記の①～④に掲げることが目的とされており、かつ人体に対する作用が緩和なものであって器具機械でないもの、およびこれに準ずるもので厚生大臣の指定するものをいう。ただし、以下の使用目的のほかに、医薬品の②③の用途を併せ持つものを除く。

①吐き気その他の不快感または口臭もしくは体臭の防止

②あせも、ただれ等の防止

③脱毛の防止、育毛または除毛

④人または動物の保健のために行なうネズミ、ハエ、蚊、ノミ等の駆除または防止

❸化粧品

人の身体を清潔にし、美化し、魅力を増し、容貌を変え、または皮膚・毛髪をすこやかに保つために、身体に塗擦、散布、その他これら

に類似する方法で使用されることが目的とされているもので、人体に対する作用が緩和なものをいう。ただし、医薬品の②③および医薬部外品を除く。

❹ 医療器具

人や動物の疾病の診断、治療、予防または人や動物の身体の構造・機能に影響を及ぼすことが目的とされている器具機械であって政令で定めるもの。

以上が法律の定義ですが、法律文の抜粋ではわかりにくいと思いますので、分類別にポイントを要約してみましょう。

まず、医薬品は、「疾病の治療や予防を目的する」という大前提があり、「人体の生理的な機能に直接的に働きかけ体の中にまで及ぼす薬理的作用を持つもの」です。

それに対して化粧品は、疾病の治療や予防とは直接関係なく、人体の生理的機能にもほとんど影響しないもので、体の清潔や美化などを目的に、体の表面にのみ作用するものです。体の中にまで及ぼす薬理的作用はありません。

医薬部外品は、医薬品と化粧品の中間的な位置を占めます。医薬品ほどではないが、多少の薬理的作用があるものをいいます。疾病というほど大げさな症状ではない比較的軽い症状、たとえば皮膚の荒れやシミ、不快、口臭、体臭、脱毛、肉体疲労などに対して、薬ほど大きい生理的な影響を与えないものを、幅広くこの「医薬部外品」という範疇で捉えようとしています。

ですから実際の商品でいえば、医薬部外品は、毛髪用、口腔用、皮膚用、ドリンク剤など体全体に渡る非常に雑多な商品群です。殺虫剤や脱脂綿など、医薬品や化粧品の中間とはとてもいえないものまで医薬部外品の対象商品となっています。

薬理作用があるものは反面毒性も存在するわけですから流通や販売

において何らかの行政的な管理というものが必要になりますが、薬理作用があるものすべてを医薬品と決めつけて厳しく管理するより、薬理作用の弱いものは医薬品と分けて「医薬部外品」として比較的流通しやすい状況を作ったものといえます。重要なポイントは医薬品と医薬部外品の違いは薬理作用の強弱というよりも、次に説明するように流通や行政的な管理の違いにあるといえるでしょう。

◉「売り場」と「表示」による見分け方

法律による分類以外に、もう少しわかりやすく、「売り場」と「表示」の２つの面からこれらを見分ける方法を説明しましょう。

●医薬品は薬局でのみ、他は自由に販売可能

まずこれらが「どこで売られているのか」、売り場という点から見ると、医薬品とそれ以外の２つに分けることができます。

医薬品は薬局のみで販売でき、他では販売できません。それに対し、化粧品や医薬部外品は、スーパーやコンビニなど、どこでも自由に販売できます。これは、医薬品が「薬剤師」という有資格者でなければ販売できないのに対し、化粧品や医薬部外品は、資格による制約がないので、普通の商品と同様にだれでも自由に販売できるわけです。

たとえば育毛剤を例にとると、スーパーやコンビニでも自由に買える育毛剤と薬局でしか買えない育毛剤の２種類があるので、スーパーで売られている育毛剤は「医薬部外品」で、薬局でしか買えないものは「医薬品」となります。もちろん薬局では「医薬部外品」の育毛剤も売っています。

ところで読者のなかには、「医薬部外品」の育毛剤と「医薬品」の育毛剤では効き目に違いがあるのかという疑問を持たれる方がいることでしょう。「医薬品」のほうが効き目がありそうだという印象は感じま

すが、実際は必ずしも効き目とは関係ありません。効き目があるなしではなく、使用されている原料（薬剤）が「医薬品」と認められているものであれば「医薬品」として販売しなければならないわけで、「医薬部外品」より「医薬品」のほうが効くということではありません。むしろ「医薬部外品」より「医薬品」のほうが副作用の危険性が高いと考えたほうが適切でしょう。

●化粧品には「効能」表示はない

売り場から見ると、医薬品と他の２つは厳密に区別されるわけですが、今度は表示という点から見てみましょう。

医薬品と医薬部外品は、成分と効能が明確に表示されているのに対し、一般の化粧品は、成分表示は義務づけられていますが「効能」は表示することはできません。

現実には化粧品のなかには、「肌に潤いを保つ」「保湿成分配合」「敏感肌用」など何らかの効能をほのめかす宣伝文句で発売され、店頭では明らかに店員が効能を説明するという場合もあります。けれども、たとえ実際にその商品に何らかの効能はあったとしても、商品には「効能」としての表示はできないのです。

表示から見ると、「効能」表示のない化粧品と、「効能」が明記されている医薬品と医薬部外品は明確に区別できるわけです。

たとえば化粧品やシャンプー、石けんなどの商品で「薬用」と表現されているものは「医薬部外品」の表示があり、「効能」が明記されています。つまり、薬用化粧品や薬用シャンプーは、薬事法では化粧品ではなく医薬部外品であるということです。

医薬品か医薬部外品か、医薬部外品か化粧品という紛らわしい商品も、「売り場」と「効能」表示という２点から、消費者でも簡単に識別できるわけです。

II

市販薬の危険性

1 医薬品の基礎知識

◉医療用医薬品と市販薬

私たちが用いる医薬品は、製造過程と私たちの手元にやってくる経路から分類すると、次の3つに分けることができます。

①医師が処方し、薬剤師の調剤によって作られるものを受け取る

②医師が処方し、医薬品メーカーが製造し製品化されているものを受け取る

③薬局で一般用医薬品として販売されているものを、自分の判断で購入する

これらのうち、①②の医師が治療のため処方するものを「医療用医薬品」、薬局でだれでも買える③を「一般用医薬品（家庭用医薬品・市販薬）」といいます。

これらは、服にたとえると、①が完全オーダーメイド、②がセミオーダーメード、③が既製服といえるでしょう。

◉家庭用医薬品にはどんな危険が考えられるのか

「医療用医薬品」と「一般用医薬品（市販薬）」は基本的には異なるものですが、実際には同銘柄、同成分の薬品があります。これは医療用医薬品の一部が一定の服用条件のもとに市販薬としての販売を認められているものですが、同銘柄、同成分の薬であっても医師が処方して出せば医療用医薬品であり、医師の処方によっては市販薬とは服用方法が異なることがあります。

医師の処方でしか出すことのできない多くの医療用専門の医薬品は、あくまで患者を診断してはじめて出されるものですから、厳密な治療

効果と薬理作用を持ったものでなくてはなりません。つまり医療用医薬品は、一般用に比べて非常に効く薬、その代わりに副作用の可能性も高い薬です。

それに対し、家庭用医薬品・市販薬は、医学の心得のない者が自分の判断で購入し使用する場合もあるわけですから、そこには誤った判断がなされることも十分考えられます。そういう意味では、市販薬は軽度な症状や疾病に対応した、極めて限定されたものであり、薬理作用が弱い反面、副作用も小さい薬といえます。

薬そのものの危険性を考えれば、市販薬のほうが危険度は小さいといえるのですが、医療用医薬品は医師の厳しい管理のもとにその治療の期間だけ使われるのに対し、市販薬は、常備薬として常に家庭にあるだけに、以下のような医療用医薬品にはない危険性が考えられます。

○自分勝手な判断で効果がないまま、むやみに常用し、結果として正確な医師による治療が遅れる可能性がある。

○誤って大量に服用することがある。

○使用上の注意を無視したり、使用回数や時間をよく把握しないで使用することがある。

○古い薬、使用期限が切れているものを使用することがある。

○多種類の薬を同時に服用することにより、成分が重なったり相互に影響しあい、製造者の予想を超えた作用、副作用を発生させることがある。

これらの市販薬の危険性は、場合によっては使用者の症状をより悪化させたり、あとあとの医師の治療を困難にさせることがあります。

医療用医薬品についてはその責任を処方した医師が持ってくれますが、市販薬は使用する人自身が責任を持って扱わねばなりません。そのためにも、私たちは市販薬といえども軽視することなく、正しい知識や適切な情報をもち、適切な薬の使い方をしなければならないのです。

2 医薬品の副作用と毒性

◉副作用と中毒作用はどう違うのか

「薬」と「毒」は言語的には反対語ですが、何らかの作用をおよぼすという点では「薬」と「毒」は同じものといえなくもありません。同じ物質でも使用方法の違いによって、「薬」になったり「毒」になったりするわけです。当然、薬を使用する限りは、「毒」の部分である副作用や中毒作用を無視することはできません。そこで、薬のもつ「副作用」と「中毒作用」について、解説しましょう。

薬の「副作用」と「中毒」は、同じような意味で使われることが多いですが、厳密には違います。

「副作用」とは、医薬品が適正な目的で、正しい使用量と使用法で使用された場合においての有害な反応をいいます。

これに対し薬物の「中毒」とは、目的が適正かどうかは別にして、その薬物で生じた有害な反応すべてをいいます。従って、誤って使用した場合や大量に誤飲した場合の有害反応は、副作用ではなく中毒ということになります。

◉副作用の原因と症状

一口に副作用といっても、現実にはさまざまな現われ方をします。大きく分けると次の3つに分けることができます。

❶医薬品の本来持っている作用が、強く現われる場合

たとえば、睡眠薬の服用によって、標準的な睡眠時間をはるかに超

えて長時間眠り続けたり昏睡状態に陥るといったことがこれにあたります。

体内に入った薬物は代謝されたり排泄されることによって、体内で有効な濃度を保ち効果を現わすものですが、この代謝や排泄という機能がどれくらい働くかは、年齢や体質により異なります。この機能がうまく働かない場合に、薬の作用が強力に現われたりすることがあります。

また、数種類とった医薬品のなかに同じ成分があったために、過剰作用として現われる場合もあります。

❷医薬品の本来持っている作用とは異なる作用が現われる場合

たとえば、消化を助ける薬を服用した場合、その本来の効果以外に異常に血圧が上昇したといった場合、これにあたります。

これまでの臨床データから、ある特定の医薬品または同系統・同効果の医薬品において、どのような副作用の症状が現われるか、かなり把握できるようになりました。

市販薬の場合、添付文書に副作用症状が書かれていますので、これらの副作用に関しては使用前に警戒ができます。

❸アレルギー、薬物過敏症として現われる場合

これは、薬本来が持っているある程度予想可能な副作用症状ではなく、患者の体質や機能異常によって、まったく予想しえない症状あるいはその患者特有の症状として現われるケースです。

この場合、薬そのものあるいはその量といったことよりその人個人の体質的な問題ですから、どの薬によってアレルギー反応を起こすのか患者自身で十分把握しておく必要があります。

ある薬品によってアレルギーが確かめられる場合は、その薬品と同系統の化学構造を持つ薬品や、同効果の医薬品においてアレルギーが起きる可能性は高いと考えられます。

医薬品のある特定な成分に対して、いったんアレルギー症状を起こ

すようになると、今度はほんのわずかな量でも反応を起こすようになるのが、アレルギーの怖いところです。

アレルギー症状には、一般的にじんましん、発赤、かゆみなどの皮膚症状や、鼻水、くしゃみ、せき、ぜんそくといった呼吸器症状が多いのですが、まれにアナフィラキシーショックという強い症状が起きることがあります。

このアナフィラキシーショックにおそわれると、呼吸困難、意識障害、不整脈を経て、死に至る場合もあります。

アナフィラキシーショックは、疲労時、睡眠不足、二日酔い、妊娠、つわり時に起きる可能性が高いといわれていますので、アレルギー体質や薬物過敏症の人は、注意が必要です。

アレルギーは遺伝的な要因が強いといわれています。またアレルギー物質は、妊娠時胎児内にも吸収されるといわれています。

アトピー児が急増している昨今、アレルギー体質の女性は、日頃から医薬品に限らず、身の回りのさまざまなアレルギーを起こす可能性のある化学物質に対して、気を配り、遠ざける努力が必要です。

◉主な市販薬とその毒性

ここでは、日頃、よく利用する家庭用医薬品の中で、特に副作用や中毒という点から注意あるいは警戒すべき薬剤について取り上げ、説明していきます。

❶鎮痛・解熱剤

鎮痛・解熱剤はかぜによる発熱や頭痛、生理痛、歯痛など痛みの緩和に幅広く使われます。

この薬は体温調節の中枢に働きかけ高熱を下げ、また痛覚神経に働き神経の興奮を抑え痛みを緩和する作用をします。

成分別では、サルチル酸系のものとしてアスピリン、エテンザミドなどがあり、アニリン系のものとしてはアセトアミノフェンなどがよく使われるます。

アスピリンは、胃粘膜の出血や潰瘍を起こしやすく、また大量投与や長期間の投与によって肝臓障害を起こします。その他、じんましんなどの発疹や急性脳炎、ライ症候群との関連も指摘されています。

アセトアミノフェンは、鎮痛・解熱剤のなかでは副作用の少ない成分ですが、規定量を超えると肝細胞を破壊するという作用をします。また大量投与で腎炎を起こすこともあります。小児の中毒事故が多く、この成分の入った薬に誤飲が多いようです。

また、もともと医療用医薬品としてのみ使われていた成分のイブプロフェンが市販薬でも使えるようになり、これが配合されている鎮痛・解熱剤が増えています。「イブプロフェン配合で、よく効く」といった広告文句をたびたび目にします。

しかしやはりよく効く薬には副作用もつきもので、嘔吐、消化器官出血、低血圧、腎不全、低カリウム症などの症状を起こします。その他にイブプロフェンによるアナフィラキシーショックの例もあります。

これら鎮痛・解熱剤の成分は、単独のこれらの商品以外にもかぜ薬などに含まれている場合があります。ですから、解熱剤とかぜ薬を重複して飲むことによって、たちまち規定量を超えてしまうことも考えられるので、表示をよく見て同じ成分がないか十分な注意が必要です。

2003年5月に厚生労働省から「市販の風邪薬を服用した副作用で間質性肺炎を発症したと疑われるケースが1996年以降、28例見つかった」との発表がありましたが、風邪薬のどの成分が間質性肺炎に関与しているのかまだ解明されていません。鎮痛・解熱剤が疑わしいという指摘もあるので、風邪薬でなくとも鎮痛・解熱剤が含まれている薬を使用する際は警戒が必要です。

❷抗ヒスタミン剤

抗ヒスタミン剤は、アレルギーの原因となるヒスタミン、セロトニン、アセチルコリンなどの働きを抑え、炎症やかゆみを和らげる作用をもった薬剤の総称です。

医薬品には、抗ヒスタミン剤のように「抗××剤」という形で、同じ作用をもつ薬品群がまとめて表現されることがあります。これらは、皮膚薬、胃腸薬といったような部位による分類ではなく、作用による分類です。そのため、たとえば胃腸薬というように特定な部位だけに使用される薬ではなく、抗ヒスタミン作用を必要とするあらゆる症状に横断的に使用されます。抗コリン剤、抗生物質なども、これと同じ作用による分類表現です。

この抗ヒスタミン剤も、アレルギーを抑えるという作用から皮膚薬やかぜ薬、咳止め剤など多く使われていますが、その他にも鎮静や筋弛緩などの作用もあり、さまざまな薬に配合されています。

この薬剤群は中枢神経を抑制し、眠気、倦怠感、脱力感、もうろう、注意散漫といった症状を起こします。そのため機械の運転や車の運転など、場合によっては人命にも関わる作業をしている人にとっては、注意しなければならない成分です。

抗ヒスタミン剤にはさまざまな成分物質がありますが、特に家庭用医薬品に使われているものを以下にあげておきます。

●主な抗ヒスタミン剤の成分薬品名

塩酸イソチベンジル、塩酸イプロヘプチン、塩酸ジフェニルピラリン、塩酸ジフェンヒドラミン、塩酸トリプロリジン、グリチルリチン酸ジカリウム、サリチル酸ジフェンヒロラミン、ジフェニルジスルホン酸カルビノキサミン、ジフェンヒドラミン、酒石酸アリメマジン、フマル酸クレマスチン、マレイン酸カルビノキサミン、マレイン酸クロルフェニラミン

抗ヒスタミン剤は、まったく同一の薬品でなくとも抗ヒスタミン作

用をもったすべての薬剤が、ほぼ共通した副作用症状をもっています。複数の薬を服用しているとき、薬品名が違っていてもそれが同じ抗ヒスタミン作用の薬剤であれば、それは１つの薬剤を多重に使用していることと同じことで、それだけ過剰摂取になりやすく、副作用も現われやすいといえます。

成分名をチェックした際に薬品名が違うからといって安心せずに、抗ヒスタミン剤同士の重複がないかを十分注意してください。

また、抗ヒスタミン剤はアレルギー性症状を抑える反面、アレルギー性の発疹を起こしやすい薬でもあります。

服用中は皮膚症状にも厳密な観察が必要です。

❸副腎皮質ホルモン剤

副腎皮質ホルモン剤は、ステロイド剤といわれるもので、アトピー性皮膚炎や各種のアレルギー疾患に用いられます。皮膚の炎症やかゆみ、腫れ、ぜんそくなどに強力な効果のある薬です。

副腎皮質ホルモン剤も、抗ヒスタミン剤同様、作用を同じくする薬品群の名称です。

この薬は効き目が強いぶん、副作用も強く、患者はかゆみや炎症を抑えようと常用あるいは多用しやすいため、副作用に陥りやすい、危険度の高い薬です。

副作用としては、カンジダや白癬などの感染症、浮腫、皮膚炎、発疹といった症状がありますが、むしろこの薬の恐さは、依存的になり常用することで、本来の副腎皮質のホルモン分泌がとまってしまうため、勝手に使用を中止したり使用量を減らしたときに強いリバウンド症状が起き、さらにアレルギーが悪化してしまう点にあります。

ステロイドのリバウンドに見舞われた患者は、満月様顔貌という顔がむくむ症状や、足が細くなり胴が膨らみ、無気力状態になるなど、特徴的な症状を見せることがあります。さらに一歩間違えれば死に至る、たいへん危険な状態に陥ることがあります。

副腎皮質ホルモン剤は、糖尿病、感染症、消化器疾患などの患者には使用できない場合も多いので注意を要します。

副腎皮質ホルモン剤のうち、主なものを以下にあげておきます。

●主な副腎皮質ホルモン剤の成分薬品名

吉草酸ベタメタゾン、酢酸デキサメタゾン、酢酸ヒドロコルチゾン、酢酸プレドニゾロン、トリアムシノロンアセテート、フルオシノロンアセトニド、酪酸ヒドロコルチゾン

抗ヒスタミン剤同様、副腎皮質ホルモン剤同士の重複がないかを十分注意してください。

❹ビタミン剤

今や「ビタミン」は、医薬品だけでなく、機能性食品、健康補助食品など、いろいろな形で取ることができるようになりました。

ビタミンのなかでも、B類、C、葉酸、パントテン酸、ナイアシンなどの「水溶性ビタミン」は、大量に摂取しても体に必要のないぶんは尿と一緒に排出されてしまいます。しかし、ビタミンA、D類、E、Kといった「油溶性ビタミン」は、大量に摂取した場合に過剰症を起こします。

ビタミンAの急性中毒量は100,000IU（アイユー）以上といわれていますが、中毒症状としては、嘔吐、不眠、腹痛、頭痛などの症状を起こします。慢性的に取り続けると、数カ月から数年の間に血清内のビタミンの量が正常値の数倍から数十倍に上昇し、慢性中毒症状として、倦怠感、脱毛、皮膚のかゆみ、重症になると、骨・関節痛、四肢痛などの症状が起きます。

その他にビタミンDの急性中毒量は40,000IU（アイユー）といわれています。ビタミンDは大量に取ると、むかつき、不眠、イライラ、下痢、肝機能異常、発疹などの高カルシウム血症の症状群が現われます。

ビタミンEには、それほど大きな副作用はありませんが、過剰に取ると、胃腸障害、下痢、腹痛や発疹といった症状を起こします。

❺スイッチＯＴＣ薬

スイッチＯＴＣ薬とは、❶～❹のような薬効や薬種的な分類ではなく、これまで医師の処方がなければ使用できなかった医療用医薬品のなかで一般用医薬品（ＯＴＣ）に転用（スイッチ）された薬のことを差していいます。1985年から医療用医薬品のスイッチＯＴＣの制度が導入され、すでにかなり市販薬に使用されています。

スイッチＯＴＣ薬には、薬理作用が緩和であり副作用の発生頻度が少ない、習慣性・依存性がない、適応は軽微な疾病の治療または予防・健康の維持などの範囲、用法・剤形等は一般の人が理解しやすく誤用の危険性が少ないことなど市販薬としての要件が求められるわけですが、それでもやはりこれまでの市販薬と比べれば“きつい”薬、つまり効き目が高い反面副作用も強い薬と考えた方がいいでしょう。現実にスイッチＯＴＣ薬のなかで、副作用問題が生じた事例もあります。

スイッチＯＴＣ薬は承認後一定期間（原則３年間）スイッチＯＴＣの指定医薬品として市販後調査が続けられ、問題がなければ安全性が高いものとして一般的な市販薬の仲間入りとなります。つまりスイッチＯＴＣ薬は市販薬としての安全性を販売しながら実験している段階といえましょう。いわば私たち消費者が実験台の薬であるということはしっかり認識すべきでしょう。スイッチＯＴＣ薬は薬店からは「これまでの薬より効きますよ」という効果を強調されて勧められるケースが多いと思いますが、効果の裏には副作用も存在することを忘れてはなりません。またスイッチＯＴＣ薬であることの説明なしに販売されることもあるでしょう。市販薬を購入するときは、スイッチＯＴＣ薬の成分が含まれているのか薬剤師に確認し、また説明書をよく読んで注意してください。

ここでは、みなさんもテレビや新聞の広告で見聞きしたことがあるのでないかと思われるいくつかのスイッチＯＴＣ薬を紹介しておきましょう。

成分名：ファモチジン、シメチジン、ラニチジン（薬効分類名＝Ｈ２ブロッカー）
薬効/効能：消化性潰瘍治療薬/胃炎、胃潰瘍、胃痛、胸やけ、胃もたれ、むかつき
商品例：ガスター10（山之内製薬）、パンシロンＨ２ベスト（ロート製薬）、三共Ｚ胃腸薬（三共）
備考：厚生省から数回にわたり汎血球減少症（血液の成分である血小板や白血球を減少させてしまう）など血液障害の医薬品副作用情報が発表されている。その他精神神経系の障害も懸念されている。薬の相互作用（薬の飲みあわせ）にも注意が必要

成分名：ミノキシジル
薬効/効能：発毛・育毛剤/脱毛、薄毛
商品例：リアップ（大正製薬）
備考：胸痛や動悸が激しくなる症状を訴え２人が心筋こうそくなどで入院していたことがわかり、1999年に厚生省は「医薬品等安全性情報」を出した

成分名：イブプロフェン
薬効/効能：解熱鎮痛消炎剤
商品例：イブＡ（エスエス）、ベンザブロック（武田）
備考：胃への負担が強く胃障害を起こしやすい。無菌性髄膜炎や血液障害、腎障害などの報告もある

成分名：ニコチン
薬効/効能：禁煙補助剤
商品例：ニコレット（ファイザー）、ニコチネル（ノバルティスファーマー、三共）
備考：代表的な副作用が不眠。その他に食欲不振、吐き気や胃痛などの消化器系障害、動悸、めまい、頭痛など多岐にわたる副作用例が報告されている

成分名：インドメタシン
薬効/効能：外用鎮痛剤/変形性関節症、肩関節周囲炎、腱・腱鞘炎、腱周囲炎、上腕骨上顆炎（テニス肘等）、筋肉痛
商品例：パテックス（第一製薬）、バンテリンコーワ（興和）

また、市販後調査の結果スイッチＯＴＣの指定が解除され、一般医薬品の仲間入りした成分には以下のようなものがあります。

成分名：L-カルボシステイン
薬効/効能：去痰剤/かぜ、急性気管支炎、気管支喘息、慢性気管支炎、気管支拡張症
商品例：フステノン（エスエス）、クールワンせき止め（杏林）
市販後調査結果：特別調査で3158例のうち12例に食欲不振、口渇、眠気など。一般調査で3例に発疹

成分名：クロモグリク酸ナトリウム
薬効/効能：抗アレルギー薬/アレルギー性鼻炎、花粉症（点眼薬、点鼻薬）
商品例：エージーアイズ、エージーノーズ（藤沢）、アルガード（藤沢・ロート）、ノアールアレジー、ナザールブロック（藤沢・佐藤）
市販後調査結果：点眼液が特別調査で6222例中29例に眼痛、目の腫れ、目のかゆみ、眠気など。一般調査で27例にはれ、充血、目の痛み、異物感など。点鼻剤が特別調査で5621例中125例に鼻内刺激感、鼻出血、眠気、鼻乾燥感など。一般調査で7例に発疹、鼻づまり、胸の痛みなど

成分名：ビホナゾール
薬効/効能：イミダゾール系抗真菌薬/水虫、カンジダ症
商品例：バイクリア（バイエル）
市販後調査結果：特別調査で1229例中8例に掻痒、発疹、皮膚びらん、接触皮膚炎など。一般調査で25例に接触皮膚炎、発赤、塗布後疼痛など

成分名：オキシコナゾール
薬効/効能：抗真菌薬/水虫、カンジダ症
商品例：スコルバ（前田薬品・武田）
市販後調査結果：特別調査で1259例中8例に発赤、発疹、掻痒、接触皮膚炎など。一般調査で17例に発赤、掻痒、腫脹、水疱など

成分名：スルコナゾール
薬効/効能：抗真菌薬/水虫、カンジダ症
商品例：エクシブ（田辺）
市販後調査結果：特別調査と一般調査が実施されたが、調査期間中に副作用が発現した症例はなかったとしている

ところで、なぜ医療用医薬品が一般用医薬品に転用されるようになったのかについては、国の医療制度や医療費負担の問題に大きな関わりを持っているといわれています。効く薬を使用しやすくさせるということは医者の手間が省ける、つまり病気になった人がすぐに病院に行き診察を受けると行政側の医療費負担は膨大になるわけで、要するに効く薬を薬局で簡単に購入できるようにすることによって医療費負担の削減を狙っているわけです。もちろん、私たち使用者の立場にとっても医者に行かなくても病気を治せるならある面ではいいことなのですが、でも効く薬は必ず副作用や強い毒性も持っているわけですから、使用者は市販薬についてより大きな危険性の認識を求められることになるでしょう。

◉医薬品添加物とその毒性

医薬品の場合、どうしてもその主要成分の副作用のみに目を向けが

ちですが、医薬品にも医薬部外品や化粧品と同様、製品化の過程でさまざまな添加物が使用されており、こういった添加物が毒性を発揮したり、あるいは成分薬剤の副作用に補助的な作用を現わす場合があります。服用方法別に、どのような添加物が含まれているのか、解説します。

❶外用薬

皮膚薬などの外用薬に使用する添加物の目的は、化粧品とほぼ同じで、防腐殺菌、防カビ、酸化防止、乳化、着色、着香等のために添加されています。

使用されている薬剤も、医薬部外品や化粧品と同じで、約60種の物質の使用が薬事法で認められています。

❷内用薬

医薬品の内用薬では、特にドリンク剤、シロップ剤に多くの添加物が使われています。

添加物の目的は、防腐殺菌、防カビ、酸化防止などの他に、甘味料としてシロップ、サッカリン、ハチミツ、酸味料としてクエン酸、酒石酸、薬品の溶剤としてアルコールなども使われています。

❸点眼薬

点眼薬には、保存剤(殺菌防腐)、安定剤が添加されています。実際に使用される物質は、塩化ベンザルコニウム、クロロブタノール、パラオキシ安息香酸エステル、エデト酸塩の４つで占められています。

特に塩化ベンザルコニウムはアレルギーを起こしやすく、アレルギー性結膜炎の報告が多い物質です。いくら効き目があったとしても、目を治療するのが目的の点眼薬で、結膜炎になっていては仕方ありません。また目薬によってまぶたや目のまわりに荒れやかゆみを起こすこともよく見られます。使用する場合に、厳重な注意が必要です。

医薬品に添加される物質の大半は、防腐、殺菌、防カビを目的とした保存剤ですが、これらの物質はいずれも毒性が比較的大きく、また医薬品と相互作用を起こして、副作用を強めることも考えられます。

添加物を使用した薬剤については、その添付文書に、成分欄の下に添加物の物質名が書かれています。

医薬品添加物は、医薬部外品や化粧品の添加物と同じ物質ですので、「医薬部外品」のデータ内に入れそれぞれの毒性を掲載しています。医薬品のチェックをする際は、その成分薬品だけを調べるのではなく、添加物にも関心を持ってどんな毒性があるのか調べることをお勧めします。

3▶市販薬の危険から体を守る

日本人は「薬好きの国民」といわれています。医院に行って診断を受けても、医師が薬を出さないと文句をいう人が多いと聞きます。

とりあえず薬を出されると安心する——この日本人の薬好き体質は、裏を返せば、薬に対する無知と妄信的信頼感の表われだといえなくもありません。薬のことをよく知らないのにもかかわらず薬好き、これがいかに怖いことなのか、日本人はあまり真剣に考えてこなかったようです。

しかし、これまで説明してきたように、薬には必ずといってよいほど副作用や中毒症状といった危険な側面がある以上、薬に対する無知や妄信的信頼は、いつか大きな薬害に遭遇する可能性を意味しています。

本書は、市販薬の成分表示からその薬の危険性を理解してもらえるよう製作したわけですが、それだけで完全に薬害から逃れることができるわけではありません。薬に対する知識とともに、その薬を飲む私たち自身にも関心を向ける必要があります。

ここでは、薬の危険性から守るために、私たち自身がどのように薬とつきあっていくべきか考えてみたいと思います。

◉つかみにくい副作用の症状

薬好きの日本人の象徴的事例として医院で薬を出されるだけで安心してしまうと書きましたが、薬にはその本来の薬効とは別に精神安定的な効果や患者自身がもっている自然治癒力の補助的作用を現わすことがあります。医者が患者に、砂糖や小麦粉を特効薬と偽って飲ませても治癒効果が現われることがあるのですが(＝プラシーボ効果)、それは「安心する」という心の状態が私たちの自然治癒力をより高めるのでしょう。薬を出されるだけでも安心してしまうのは、プラシーボ効果と同じといえます。

薬の効果と安心効果がうまく相乗してくれればよいわけですが、副作用に関してはこれが一転して悪い効果になってしまうケースもあります。薬を与えられて安心する人ばかりではありません。薬に対して警戒心の強い人は副作用の症状と不安状態が重なってより症状を強めてしまうこともあります。副作用にばかり気をとられていると、ある薬を飲んでいて不快症状が現われたときに薬の副作用と思い込んでしまい、実は別の疾病の症状であるのにもかかわらずそれを見逃すことにもなりかねません。

また逆に、副作用にまったく警戒感がないと、実際は副作用症状が生じているのに見逃してしまい、その薬の次回の服用時に症状が一気に大きくなって現われることもあります。

副作用は、警戒しすぎてもよくないし、無関心はなおのこと危険であることを十分認識しておくべきでしょう。

市販薬の添付文書に書かれてある副作用症状は、飲んだ人すべての人に現われるわけではありません。一般的には、100人中数人から多くて十数人程度の発症です。ですから、その薬を適切かつ単独で飲んでいる限りは、それほど警戒しすぎる必要はありません。

しかし、アレルギー体質やその薬に対する過敏症のある人は、ほんのわずかな量でも症状が現われる場合があります。

過敏症状のその発端は、かゆみやしっしん、じんましんといった皮膚症状として現われることが多いですが、見える範囲の軽い症状だと思っていたら、実は背中をはじめ全身にまで症状がおよんでいるということがあります。

アレルギーや副作用は、そのもっとも初期の軽い症状の段階で発見できれば、その後のリバウンド的な重い症状を避けることができます。

かゆみやわずかなじんましんなどの症状でも、安易にかゆみどめ薬などで処置するのではなく、皮膚症状が見られたら服を脱いでみて全身に症状がおよんでいないか観察するなどの警戒が必要です。

しっしんやじんましんが起きたときには、どんな薬を飲んだのか、どんな食物を食べたのか、あるいは化学物質を含んだものに接触しなかったか、一度身の回り全体をながめてみることも大切です。

◉副作用を注意しなければならない人

個々の薬に固有の副作用の症状が存在するわけで、それを理解しなければならないのは当然なのですが、もうひとつ考えておかねばならない重要な問題は副作用症状の個人差です。ある薬を飲んでも副作用が現われる人もいれば、まったく現われない人もいます。副作用症状が現われた人だけをみても、その症状の現われ方や強さは人それぞれです。同じ薬でもある人には皮膚症状として現われ、別の人には腹痛として現われたりします。

たとえば、ある物質は、一般の人にとっては何ら毒性も危険性もないのに、ある体質の人には死にも至る危険なものになる場合があります。私たち日本人が愛好しているソバでさえ、ソバアレルギーの人にはショック死させる危険な食品になってしまいます。ソバのような食品でさえこのような危険性をもっているわけですから、薬にも同様あるいはそれ以上の危険性は十分考えられます。

実際に被害を受けるのは人間です。人間という面から副作用の被害を見たとき、個体差によって被害の症状が大きく分かれてしまうことが、これらの危険性を考えるうえでたいへん大きな問題なのです。

ここでは、私たちの体という側面から、どういう人が特に副作用を注意しなければならないのか、説明します。

❶妊婦、授乳中の人

妊娠している人や授乳している人は、胎児あるいは授乳している赤ちゃんへの影響を考えると、医薬品や化学物質に対しもっとも注意を払ってほしい人たちです。

妊娠４週から７週までは胎児の重要な臓器が作られる段階で、さまざまな薬品や化学物質の影響で、奇形を起こしやすい時期です。特に神経に働く鎮痛剤やホルモン剤は妊娠中にはとても危険な薬品です。

また化学物質でも、発ガン性のあるものや催奇形性、変異原性のあるものはできるだけ避けたほうがいいでしょう。

妊娠中は母体そのものもデリケートな時期のため、薬が効きすぎたり副作用が強く現われたりすることがあります。

妊娠中は家庭用医薬品といえども、医師の指導のもとに使用するようにしてください。

授乳期は、薬物が母乳を通じて赤ちゃんに蓄積され、思わぬ危険性を現わすことがあります。新生児には薬物に対する代謝分解機能がほとんどないため、その結果、赤ちゃんに薬物の副作用が出たり、化学物質の毒性がアレルギーやアトピー性皮膚炎の原因になる危険性があります。

妊娠、授乳いずれにしろ、お母さんは厳重な注意をしてください。

また、妊娠中の下剤は、流産や早産の原因となります。

使用している医薬品の成分で、本書のデータの「要注意使用者欄」に「妊婦」とあったものは、服用に際しては必ず医師や薬剤師に相談してください。

❷過敏症

体内に入ってきた異物を排除しようとする機能を免疫機能といいますが、この機能が体内に入ってきた薬物や化学物質に対し異常に働き、人体にさまざまな有害症状を現わすのが、薬物過敏症（薬物アレルギー）です。

医薬品ばかりでなく、さまざまな化学物質に対してこのアレルギーは起こります。医薬品では、鎮痛解熱剤や抗炎症剤（抗生物質）がアレルギーを起こしやすいものです。

薬物過敏症も軽度なうちは、じんましん、浮腫などの皮膚障害でおさまることがありますが、皮膚障害と胃腸障害、腎臓障害、肝臓障害、血液障害などが重複して起きたり、気管支ぜんそくの発作を起こすことがあります。また特に恐いのが、アナフィラキシーショックで、強烈なショックやけいれんを起こし死亡するケースもあります。

❸肝臓や腎臓の弱い人、疾患のある人

肝臓は薬や体内に入った化学物質を分解し代謝させる臓器で、腎臓はそれらを排泄させる臓器です。

薬や化学物質が口から入ると、まず肝臓に入り分解します。肝臓が悪いと、薬や化学物質の血中濃度が急激に高まり、薬が効きすぎたり副作用が強く現われたりします。

腎臓は、薬を尿として排泄させる機能を持っているわけですが、その機能がうまく働かないと、いつまでも血液中にその薬物が留まってしまい、やはり効きすぎたり副作用が強く現われたりします。

肝臓や腎臓に何らかの障害がある人は、薬が効きすぎてしまうばかりか副作用もより強く現われてしまい、その結果、効き目よりも副作用だけが残ってしまうことがあります。

ふつうの人に対してはそれほど毒性の強くない物質でも、肝臓や腎臓の弱い人にとっては中毒症状を起こすほどの強い毒性物質になってしまうことを知っておくべきです。

なお、肝臓や腎臓の障害は、強い自覚症状がなく検査しないとわからないことも多いので、定期的に健康診断をして、医師の助言を仰ぐようにしましょう。

❹高齢者

高齢者が気をつけなければならない理由は、基本的には高齢により肝臓や腎臓の機能が弱ってきているからで、その仕組みは前述したとおりです。70歳を越えたら、成人の3分の2程度の薬の量で様子を見たほうがよいでしょう。

また高齢者は他の臓器も弱っていたり、さまざまな薬を常用していることも多いので、そういった面からも注意が必要です。

胃腸が弱っていると、薬の胃のなかでの溶け具合が遅くなり、薬の効き目が強くなったり弱くなったりします。また他の薬との相互作用による影響も心配です。

❺乳児、幼児、小児

子供も肝臓や腎臓の機能が不完全という意味で、危険性は同じです。ただ子供の場合は、大人と違った副作用の現われ方をする場合があります。たとえば、神経に作用する鎮痛解熱剤などは薬が脳に移行し、重い副作用を現わします。

またさまざまな環境要因により、乳児の段階からアトピー性皮膚炎が急増しています。これから出産を控えた人にとっては、アトピーはもっとも警戒しなければならない症状のひとつです。

III

医薬部外品の危険性

1 医薬部外品の基礎知識

医薬部外品とは、医薬品や化粧品のようにある目的を持った商品ジャンルを示すものではなく、あくまで薬事法による法律上の分類です。医薬品は治療するためのもの、化粧品は化粧するためのものという明確な目的があるわけですが、医薬部外品の商品群の使用目的は雑多です。

医薬部外品は使用目的ではなく、成分として使用される薬品によってのみ決まる商品ジャンルです。医薬品や化粧品は使用目的と成分が明確であるのに対し、医薬部外品は成分のみで決まるというのが、この商品群のあいまいで理解しにくいところでもあります。

ですので、医薬部外品は時代背景や薬事行政の動きのなかで、法律によって商品群の内容を変えていくという側面があります。傾向としては今後さらにその商品群は多様化していくものと思われます。

そこで、ここでは、とりあえず現在における薬事法と照らし合わせ、具体的に実際の商品例をあげながら医薬部外品の全体像を見てみることにしましょう。

◉薬事法による医薬部外品の目的別の商品例と成分

「薬事法」第２条の第２項の医薬部外品の定義では、次の①〜④の目的が決められており、かつ、人体に対する作用が緩和なもので、器具器械ではないものとされています。

①吐き気その他の不快感または口臭もしくは体臭の防止
②あせも、ただれ等の防止
③脱毛の防止、育毛または除毛

④人または動物の保健のためにするネズミ、ハエ、蚊、ノミ等の駆除または防止

まずこの4つの目的に対応する商品にどのようなものがあるのか、そしてその商品にはどのような成分物質の使用が認めれているのか、説明しておきましょう。

❶吐き気その他の不快感または口臭もしくは体臭の防止

口中清涼剤、腋臭防止剤（制汗剤）、足臭防止剤などがこの条文に該当する製品群です。

口中清涼剤は吐き気その他の不快感の防止を使用目的とする内用剤で、溜飲、悪心･嘔吐、乗物酔い、二日酔い、宿酔、口臭、胸つかえ、気分不快、暑気あたりを効能･効果の範囲とします。この目的に、アセンヤク、アマチャ、ウイキョウ、カンゾウ、ケイヒ、シャクヤク、ショウキョウ、チョウジなどの生薬やハッカ油、クロロフィリンなどの成分が認められています。

具体的な商品例としては、「仁丹（森下仁丹）」（有効成分：カンゾウ、ウイキョウなど16種類の生薬）、「カオール（オリヂナル）」（有効成分：ケイヒ、チョウジなど十数種類の和漢生薬）などがあります。

腋臭防止剤、足臭防止剤は体臭の防止を目的とする外用剤で、わきが（腋臭）、皮膚汗臭、制汗、足臭を効能･効果の範囲とします。この目的に、亜鉛華、安息香チンキ、塩化アルミニウム、ステアリン酸、タンニン酸、硫酸マグネシウム、焼ミョウバンなどの成分が認められています。

制汗剤として、直塗り（ロールオン、スティック）、ミスト、スプレー（液、パウダー）、シートなどさまざまなタイプで化粧品会社各社から発売されています。

❷あせも、ただれ等の防止

てんか粉類がこの条文に該当する製品群です。あせも、ただれ等の防止を目的とする外用散布剤で、あせも、おしり(おむつ)かぶれ、ただれ、股ずれ、かみそりまけを効能・効果の範囲とします。

この目的に、亜鉛華、塩化ベンザルコニウム、塩化ベンゼトニウム、カオリン、タルク、炭酸カルシウムなどの成分が認められています。

ベビーパウダーが代表的商品です。

❸脱毛の防止、育毛または除毛

育毛剤、除毛剤がこの条文に該当する製品群です。

育毛剤は脱毛の防止及び育毛を目的とする外用剤で、液体またはエアゾールの製品です。育毛、薄毛、円形脱毛症、かゆみ、発毛促進、ふけ、若ハゲなどを効能・効果の範囲とします。

この目的に、塩化ベンゼトニウム、塩酸ジフェンヒドラミン、感光色素、クロロフィリン誘導体、コレステロール、サリチル酸、シスチン、トウガラシチンキ、ニコチン酸ベンジル、ハッカ油、パントテン酸カルシウム、パントテニールアルコール、ヒマシ油、ヒノキチオール、プレドニゾロン、レゾルシンなどの成分が認められています。

具体的な商品例として、「不老林(資生堂)」(有効成分：β-グリチルレチン酸)や「毛髪力(ライオン)」(有効成分：ペンタデカン酸グリセリド)などの育毛剤や、育毛剤ブランド系の育毛トニック、スプレー、シャンプーなどがあります。

なお、育毛剤には「カロヤンアポジカ(第一製薬)」や「リアップ(大正製薬)」のように医薬品として発売されているものもあります。

除毛剤は除毛を目的とする外用剤で、除毛を目的に、水酸化カルシウム、チオグリコール酸、チオ硫酸ナトリウム、硫化ナトリウム、パラフィンなどの成分が認められています。

商品タイプとして、除毛クリーム(軟膏)、ムース、フォームの他、はがすタイプのジェル、ワックスなどがあります。

❹人または動物の保健のために行なう、ネズミ、ハエ、蚊、ノミ等の駆除または防止

ここでいう動物というのは、家畜やペットなどの有用動物のことをいい、それらに健康上の影響を与える恐れのあるネズミ、ハエ、蚊、ノミなどの動物や昆虫を駆除する商品群をさしています。殺虫剤、忌避剤、殺そ剤などがそれにあたります。

殺虫剤は蚊、ハエ、ノミ等の駆除または防止を目的とする製品群で、昔ながらの蚊取り線香やスプレーをはじめ、蚊取りマット、専用器具で揮散される液体電子蚊取り（リキッド）、畳の下に敷くダニシート、パウダーなどさまざまなタイプの製品が販売されています。殺虫を目的に、除虫菊、ピレトリンなどの成分が認められています。

忌避剤とは、蚊、ハエ、ノミ、ブヨ、サシバエ、イエダニ、ナンキンムシなどの害虫の忌避を目的とする製品群です。虫よけ剤ともいいます。人体に塗布あるいはスプレーするタイプの商品例としては「ウナコーワ虫よけ（興和）」や「スキンガード（ジョンソン&ジョンソン）」（共に有効成分：ディート）などがあります。虫よけを目的に、ジエチルトルアミド、フタル酸ジメチルなどの成分が認められています。

殺そ剤はネズミの駆除または防止を目的とするもので、毒餌タイプが主流です。シリロシド、ノルボルマイド、ワルファリン、クマテトラリルなどの成分が認められています。

なお、園芸や農作物用の殺虫剤、家を食い荒らすシロアリ駆除の殺虫剤、黄リンや亜ヒ酸を含む殺そ剤は、医薬部外品とはならず、農薬取締法など別の法律の規制対象品となり、その成分の表示が決められています。部屋に薬剤を充満させるゴキブリ・ダニ用の燻煙・加熱蒸散式殺虫剤は医薬品です。虫よけ剤にも医薬品のものがあります。

◉厚生労働大臣指定の医薬部外品

薬事法では以上の❶～❹の目的の他に、「厚生労働大臣が指定するもの」として、同省告示（平成16年7月30日施行・厚生省告示第285号）で次の製品群が指定されています。

一、衛生上の用に供されることが目的とされている綿類（紙綿類を含む）
二、次に掲げるものであって、人体に対する作用が緩和なもの
1．胃の不快感を改善することが目的とされているもの
2．いびき防止薬
3．カルシウムを主たる有効成分とする保健薬（18に掲げるものを除く）
4．含嗽薬
5．健胃薬（1、26に掲げるものを除く）
6．口腔咽喉薬（19に掲げるものを除く）
7．コンタクトレンズ装着薬
8．殺菌消毒薬（14に掲げるものを除く）
9．しもやけ・あかぎれ用薬（23に掲げるものを除く）
10．瀉下薬
11．消化薬（26に掲げるものを除く）
12．滋養強壮、虚弱体質の改善及び栄養補給が目的とされているもの
13．生薬を主たる有効成分とする保健薬
14．すり傷、切り傷、さし傷、かき傷、靴ずれ、創傷面等の消毒又は保護に使用されることが目的とされているもの
15．整腸薬（26に掲げるものを除く）
16．染毛剤
17．ソフトコンタクトレンズ用消毒剤
18．肉体疲労時、中高年期等のビタミンまたはカルシウムの補給が目的とされているもの

19. のどの不快感を改善することが目的とされているもの
20. パーマネント・ウエーブ用剤
21. 鼻づまり改善薬（外用剤に限る）
22. ビタミンを含有する保健薬（12、18に掲げるものを除く）
23. ひび、あかぎれ、あせも、ただれ、うおのめ、たこ、手足のあれ、かさつき等を改善することが目的とされているもの
24. 薬事法第二条第三項に規定する使用目的のほかに、にきび、肌荒れ、かぶれ、しもやけ等の防止又は皮膚若しくは口腔の殺菌消毒に使用されることもあわせて目的とされているもの
25. 浴用剤
26. 5、11または15に掲げるもののうち、いずれか二以上に該当するもの

以上の厚生労働大臣指定の医薬部外品を、体の部位および作用別に分類し、それぞれ成分と商品例を説明します。

注・商品例については、編集時点において医薬品として販売されているものがあります。効能や成分の基準により医薬部外品に移行しない場合や医薬部外品として発売される際に商品名が変更されることもあります。

❶デンタルケア／口腔内やのどに作用するもの

口腔内やのどに作用するものとしては、次の商品群があります。

a．口腔咽喉薬（告示-二、6）
b．のど清涼剤（内用）（告示-二、19）
c．含嗽薬（告示-二、4）
d．薬用歯みがき・洗口液（うがい剤）・口臭防止剤（告示-二、24）

a．口腔咽喉薬

のどの炎症による痛みやはれの緩和などが目的とされているもので、

トローチやドロップ、または口腔内に噴霧・塗布するものです。この効能・効果を目的に、塩化セチルピリジニウム、塩化デカリニウム、グリチルリチン酸二カリウムなどの成分が認められています。

商品例としては、「明治Gトローチ（明治製菓）」（有効成分：塩化セチルピリジニウム）、「ベンザブロックのどスプレー（堺化学工業）」（有効成分：塩化セチルピリジニウム）などがあります。

b．のど清涼剤（内用）

告示-二、19「のどの不快感を改善することが目的とされているもの」にあたります。

たん、のどの炎症による声がれ、のどあれ・のどの不快感、のどの痛み、のどのはれを効能・効果としたトローチ剤、ドロップ剤です。この効能・効果を目的に、カンゾウ、キキョウ、セネガなどの成分の使用が認められています。

商品例として、「ルルのど飴（三共）」、「カコナール薬用のど飴（山之内製薬）」（有効成分：カンゾウ、キキョウ、ソヨウ）、「ブロンのど飴（山之内製薬）」（有効成分：カンゾウ、ウイキョウ、ショーガ、ペパーミント）などがあります。

c．含嗽薬

口腔内またはのどの殺菌、消毒、洗浄、口臭除去等が目的とされているものであって、うがい用として用いるものです。この効能・効果を目的に、塩化セチルピリジニウム、塩化デカリニウムなどの成分が認められています。

商品例としては、「新コルゲンコーワうがいぐすり（興和）」（有効成分：塩化セチルピリジニウム）、「アルペンうがい（東洋ファルマー）」（有効成分：塩化セチルピリジニウム）などがあります。

d．薬用歯みがき、洗口液（うがい剤）・口臭防止剤

告示-二、24「口腔の殺菌消毒に使用されることもあわせて目的とされているもの」にあたるものです。

薬用歯みがき・洗口剤・口臭防止剤は、歯を白くする、口中を浄化する、口中を爽快にする、歯周炎･歯肉炎の予防、歯石の沈着を防ぐ、むし歯を防ぐ、むし歯の発生及び進行の予防、口臭の防止、タバコのやに除去などを効能・効果とします。

それぞれの効能に対し次のような成分が使われています。

・歯周炎（歯槽膿漏）の予防

塩酸クロルヘキシジン、酢酸dl-α-トコフェロール、塩化ナトリウム、アズレンスルホン酸ナトリウム、ε-アミノカプロン酸、アラントイン、エピジヒドロコレステリン、グリチルリチン酸、塩化リゾチーム、トリクロサン、トラネキサム酸、イソプロピルメチルフェノール

・歯肉（齦）炎の予防

歯周炎の予防成分に加え、塩化セチルピリジニウム、塩化デカリニウム、塩化ベンザルコニウム、塩化ベンゼトニウム、塩酸アルキルジアミノエチルグリシン、アスコルビン酸、塩酸ピリドキシ、ニコチン酸dl-α-トコフェロール

・歯石沈着予防成分

リン酸一水素ナトリウム、ゼオライト、ピロリン酸二水素二ナトリウム、ピロリン酸ナトリウム、無水ピロリン酸ナトリウム、リン酸三ナトリウム、ポリリン酸ナトリウム

・虫歯予防成分

塩化セチルピリジニウム、塩化デカリニウム、塩化ベンザルコニウム、塩化ベンゼトニウム、塩酸クロルヘキシジン、ハイドロキシアパタイト、キシリトール、フッ化ナトリウム、モノフルオロリン酸ナトリウム

・口臭予防

歯周炎の予防成分に加え、銅クロロフィリンナトリウムラウロイルサルコシンナトリウム

・歯垢（プラーク）分解成分

デキストラナーゼ

・歯を白くする成分

リン酸三カルシウム

・タバコのやに除去

ポリリン酸ナトリウム、ポリエチレングリコール、ポリビニルピロリドン

最近では、歯みがきの代用あるいは歯みがき効果をより高めるために洗口剤を使用する人が増えつつあるようです。また口臭を気にする人には、スプレーやミスト式の口臭防止剤の需要も高まっています。

商品例としては、洗口剤には「リステイン（ファイザー製薬）」（有効成分：チモール、1,8シネオール）、「ラカルト（エスエス製薬）」（有効成分：グルコン酸クロルヘキシジン）、口臭防止剤として、「ラカルトマウススプレー（エスエス製薬）」（有効成分：グルコン酸クロルヘキシジン）、エチケットマウスミスト（ライオン）」（有効成分：l.メントール）などがあります。

❷スキンケア／顔、手足や皮膚のトラブル部位に作用するもの（外用）

顔、手足や皮膚のトラブル部位に作用するものとしては、次の商品群があります。告示-二、24の「にきび、肌荒れ、かぶれ、しもやけ等の防止又は皮膚（中略）の殺菌消毒に使用されることもあわせて目的とされているもの」にあたるものとして、薬用化粧品、薬用石けん、洗顔料、ボディシャンプー、日やけ止め剤などの商品群があります。

a．薬用化粧品（化粧水、乳液、クリーム、シート、パック、ひげそり用剤など）（告示-二、24）
b．薬用石けん・洗顔料・ボディシャンプー（告示-二、24）
c．日やけ止め剤（告示-二、24）

d．殺菌消毒薬（告示-二、8）
e．外皮消毒剤・きず消毒保護剤（告示-二、14）
f．ひび・あかぎれ用剤（告示-二、23）
g．あせも・ただれ用剤（告示-二、23）
h．かさつき・あれ用剤（告示-二、23）
i．うおのめ・たこ用剤（告示-二、23）
j．しもやけ・あかぎれ用薬（告示-二、9）

a．薬用化粧品

薬用化粧品は一般の化粧品の使用目的に加えて、肌荒れを防ぐ、ひげそり後の肌を整える、ひげを剃りやすくする、日やけによるシミ・ソバカスを防ぐ、肌をひきしめる、肌を清浄にする、肌を整える、皮膚をすこやかに保つ、皮膚にうるおいを与える、皮膚を保護する、皮膚の乾燥を防ぐ、などの効能・効果を持つ製品です。化粧水、クリーム、乳液、ジェル剤、ハンドクリーム、化粧用油、パック、化粧シート、フォームなどの製品群です。

基礎化粧品、スキンケア化粧品というジャンルの商品の多くは医薬部外品表示のある薬用化粧品です。実際の女性用の化粧品ではこれらの効果に対し、「美白」「ＵＶカット」「敏感肌用」「保湿効果」などの表現で表わしているようです。それぞれの効果にあわせて、多様な成分が使われています。

b．薬用石けん・洗顔料・ボディシャンプー

薬用石けん・洗顔料は、皮膚を清浄にする、ニキビ・あせもを防ぐ、肌荒れを防ぐ、などを効能とします。

薬用石けんは、肌の殺菌消毒を目的にしたデオドラントソープと肌荒れの防止を目的にしたメディカルソープに分かれます。デオドラントソープには、殺菌剤として塩化ベンザルコニウム、トリクロサン、トリクロカルバンなどの成分が使用されています。メディカルソープには、

肌荒れの防止用に植物系エキスなどの保湿剤、ビタミンや消炎剤などが配合されます。

洗顔料では、ニキビ防止成分としてイソプロピルメチルフェノール、肌荒れ予防成分としてグリチルレチン酸ステアリル、うるおい成分としてシステイン、スクロース、ソルビトールなどが使用されています。

薬用ボディシャンプーも薬用石けんや洗顔料とほぼ同じ成分が使われています。殺菌効果を高めたものにはデオドラントソープと同じ成分、低刺激用として販売されているものには、洗顔料の肌荒れ予防・うるおい成分が使われています。

c．日やけ止め剤

日やけ止め剤は、肌荒れを防ぐ、日やけを防ぐ、日やけによるシミ・ソバカスを防ぐ、皮膚を保護する、などを効能・効果とします。

日やけ止め剤には紫外線吸収剤と紫外線散乱剤があり、吸収剤としてはメトキシケイヒ酸オクチル、散乱剤としては微粒子酸化チタン、酸化亜鉛が代表的成分です。

d．殺菌消毒薬

手指および皮膚の表面またはキズの部分に対して殺菌・消毒・化膿防止を目的につける外剤（液、軟膏、パウダー剤、絆創膏）です。塩化ベンゼトニウム、塩化ベンザルコニウム、塩酸ピリドキシン、アクリノールなどの成分が認められています。

商品例としては、「カットバン（祐徳薬品工業）」（有効成分：塩化ベンザルコニウム）、「キズリバテープ（共立薬品工業）」（有効成分：アクリノール）などがあります。

e．外皮消毒剤・きず消毒保護剤

告示-二、14「すり傷、切り傷、さし傷、かき傷、靴ずれ、創傷面等の消毒又は保護に使用されることが目的とされているもの」にあたります。

外皮消毒剤はすり傷、切り傷、さし傷、かき傷、靴ずれ、創傷面の洗浄・消毒、手指・皮膚の洗浄・消毒の目的に使用される液体や軟膏です。代表的な成分として、アクリノール、エタノール、塩化ベンザルコニウム、過酸化水素などがあります。

商品例として「マキロンプチA（山之内製薬）」（有効成分：塩化ベンゼトニウム）があります。

消毒保護剤はすり傷、切り傷、さし傷、かき傷、靴ずれ、創傷面の消毒・保護（被覆）の目的に使用される液体や絆創膏類です。代表的な成分として、アクリノール、塩化ベンザルコニウム、グルコン酸クロルヘキシジンなどがあります。

具体的な商品例として「アーチスキン（大正製薬）」（有効成分：トリクロロカルバニリド）があります。

f．ひび・あかぎれ用剤

ひび・あかぎれなどを効能とする軟膏剤で、使用されている主剤別に、クロルヘキシジン主剤、メントール・カンフル主剤、ビタミンAE主剤の３種があります。

クロルヘキシジン主剤は、ひび、あかぎれの他にすり傷、靴ずれを効能とし、塩酸クロルヘキシジン、グルコン酸クロルヘキシジンなどの成分が使われます。「オロナインH軟膏（大塚製薬）」（医薬品）がこれに該当する商品です。

メントール・カンフル主剤は、ひび、あかぎれの他にしもやけを効能とし、dl-カンフル、l-メントールなどの成分が使われます。「メンソレータム（ロート製薬）」（医薬品）がこれに該当する代表的商品です。

ビタミンAE主剤は、ひび、あかぎれの他にしもやけ、手足のあれの緩和を効能とし、酢酸トコフェロール、ビタミンA油などの成分が使われます。「ユベラリッチ軟膏（エーザイ）」（医薬品）がこれに該当する商品です。

g．あせも・ただれ用剤

あせも・ただれ用剤は、あせも・ただれの緩和・防止を効能とする液剤・軟膏剤です。酸化亜鉛が主に使われます。現在これに該当し医薬部外品として発売されているものは見当たらないようです。

h．かさつき・あれ用剤

手足のかさつき・あれの緩和を効能とする軟膏剤で、尿素が主に使われます。医薬部外品として「フェルゼアクリーム（資生堂）」（有効成分：尿素）、「ナイーブディープ・イン 尿素（カネボウ）」（有効成分：尿素）などの商品があります。

i．うおのめ・たこ用剤

うおのめ・たこを効能とする絆創膏です。サリチル酸が主に使われます。医薬部外品として「スピール膏CX（ニチバン）」（有効成分：サリチル酸）などの商品があります。

j．しもやけ・あかぎれ用薬

しもやけや口唇のひびわれ・ただれなどを改善することを目的とした軟膏、リップクリームです。この効能・効果を目的に、カンフル、グリセリン、メントール、酢酸トコフェロールなどの成分が認められています。

商品例としては、「近江兄弟社メンタームメディカルリップ（近江兄弟社）」（有効成分：アラントイン、dl-メントール）。「メンソレータム薬用リップ（ロート製薬）」（有効成分：l-メントール 、dl-カンフル）などがあります。

❸ヘアケア・スカルプケア／髪・頭皮に作用するもの（外用）

髪・頭皮に作用するものとしては、次の商品群があります。

a．薬用シャンプー・薬用リンス（告示-二、24）
b．染毛剤（告示-二、16）
c．パーマネントウェーブ用剤（告示-二、20）

a．薬用シャンプー・薬用リンス

告示-二、24にあたります。

薬用シャンプー・リンスは、一般のシャンプー・リンスに加え、フケ・かゆみを防ぐ、毛髪・頭皮の汗臭を防ぐ、毛髪・頭皮を清浄にする、毛髪・頭皮をすこやかに保つ、毛髪をしなやかにする、裂毛・切毛・枝毛を防ぐ、などを効能・効果とします。

フケ・かゆみの防止成分として、グリチルリチン酸ジカリウム、ヒノキチオール、ジンクピリチオン、硝酸ミコナゾール、オクトピロックスなどがあります。毛髪の柔軟成分として、ベタイン、海草エキスなどがあります。

b．染毛剤

染毛剤は毛髪の染色、脱色または脱染を目的とする外用剤です。

染毛剤といってもヘアダイ、ヘアブリーチ、ヘアカラー、ヘアマニキュアなど類似商品がいろいろありますが、この法律でいう染毛剤とは、化学的に脱色染毛したり毛髪中で酸化重合させ色素を発生させるものを指します。物理的に染色するものは「化粧品」に該当します。

医薬部外品（＝染毛剤）とそれ以外の染毛剤（＝化粧品染毛料）の商品群をまとめておきます。

〈医薬部外品〉染毛剤

A．永久染毛剤

・酸化染色剤…ハーティント、ヘアダイ、白髪染め、おしゃれ染め

・非酸化染色剤…オハグロ式

B．脱色剤・脱染剤…ヘアブリーチ、ヘアライトナー、デカラライザー

〈化粧品〉染毛料

A．半永久染毛剤…ヘアマニキュア、酸化マニキュア、カラーリンス

B．一時久染毛剤…カラースプレー、カラーフォーム、カラースティック

医薬部外品の染毛剤は毛髪の内部を染毛するので、色が定着し永久的な染毛になります。化粧品染毛料は、髪表面のタンパク質に染料をイオン化結合したりあるいはただ染料をペンキのように塗ったようなものであり、ブラッシングや洗髪を繰り返すと染料がおちてしまい一時的な効果になってしまいます。

医薬部外品の染毛剤は、いったん毛髪のメラニン色素を抜き脱色してから酸化重合染毛するものと、脱色しないで酸化重合染毛だけで色付けするものがあります。脱色剤は脱色するだけの作用をするもの、アルカリカラー染毛剤は脱色と染毛を同時に行なうもので、自由な色付けが可能です。酸性カラー染毛剤は脱色しないで染毛だけを行なうので、自分の元の髪の毛より明るくすることはできません。

脱色や酸化重合染毛の成分には有害な化学物質が含まれていますので、取り扱いには注意を要します。脱色には過酸化水素、酸化染毛料には発色剤としてパラフェニレンジアミン、フェニレンジアミン、アミノフェノール、色合い調整にメタアミノフェノール・メタフェニレンジアミンなどが使われます。

医薬部外品の染毛剤は２剤式です。１剤にアルカリ成分・酸化染毛料（脱色剤はアルカリ成分のみ）、２剤に過酸化水素水が使われます。

商品形態はクリーム（チューブ）タイプ、粉末タイプ、液状タイプ、エアゾールタイプなどです。

ｃ．パーマネント・ウェーブ用剤

パーマネント・ウエーブ用剤は毛髪のウェーブなどを目的とする外用剤で、毛髪にウェーブをもたせ保つ、くせ毛・ちぢれ毛またはウェーブ毛髪をのばし保つことを効能・効果とします。液状、ねり状、クリーム状、粉末状、打型状の剤型、エアゾール剤などのタイプがあります。

これまで日本で使用されてきたパーマネント剤は主成分別に、チオグリコール酸系とシステイン系の２種類でした。チオグリコール酸系はウェーブ力が強く広く普及していますが髪へのダメージが強く、逆にシステイン系は髪へのダメージは小さいがウェーブ力が弱く高価という相反する特徴を持っていました。両方の弱点をカバーし2002年5月、34年ぶりに新規主成分の認可を受けたのがチオ乳酸系パーマ剤です。強いウェーブ力があり、かつ毛髪損傷も少なく、カラーの色持ちも良い、アンモニア臭が少ないということで注目されています。

❹ ヘルスケア／胃腸薬・栄養保健薬・ビタミン剤（内用医薬品類似カテゴリー）

医薬品から移行してきた内用薬の商品群です。

a．胃の不快感を改善することが目的とされているもの（健胃清涼剤）（告示-二、1）
b．健胃薬（告示-二、5）
c．整腸薬（告示-二、15）
d．消化薬（告示-二、11）
e．瀉下薬（告示-二、10）
f．健胃消化薬、健胃整腸薬、消化整腸薬、健胃整腸消化薬（告示-二、26）
g．ビタミンを含有する保健薬（告示-二、12,18に掲げるものを除く）（告示-二、22）
h．滋養強壮、虚弱体質の改善及び栄養補給が目的とされているもの（告示-二、12）
i．肉体疲労時、中高年期等のビタミン又はカルシウムの補給が目的とされているもの（告示-二、18）
j．カルシウムを主たる有効成分とする保健薬（告示-二、18に掲げるものを除く）（告示-二、3）
k．生薬を主たる有効成分とする保健薬（告示-二、13）

a．胃の不快感を改善することが目的とされているもの(健胃清涼剤)

食べ過ぎ、飲み過ぎによる胃部不快感、はきけ(むかつき、胃のむかつき、二日酔・悪酔いのむかつき、嘔気、悪心）を効能・効果とした内用剤で、錠剤、散剤、カプセルやドリンク剤も認められています。この効能・効果を目的に、ウイキョウ、ケイヒ、ショウキョウ、ニンジン、ハッカなどの成分の使用が認められています。

商品例として、「ソルマック（大鵬薬品）」(有効成分：エンメイソウ、アカメガシワ、カンゾウ抽出物、ウコン流エキス、ニンジンなど)、「ガストール胃腸液（エスエス）」(有効成分：塩化カルニチン、ウコン、ニンジンなど)、「エスエス胃腸顆粒（エスエス）」(有効成分：ケイヒ他各種健胃生薬成分）などがあります。

b．健胃薬

胃のもたれ、食欲不振、食べ過ぎ、飲み過ぎなどの諸症状を改善することを効能・効果とした内用剤で、この効能・効果を目的に、炭酸水素ナトリウム、センブリなどの成分の使用が認められています。

商品例として代表的なものに「エビオス錠(アサヒフードアンドヘルスケア)」（有効成分：ビール酵母）があります。

c．整腸薬

腸内の細菌叢を整え、腸運動を調節することが目的とされている内用剤で、この効能・効果を目的に、ビフィズス菌、ラクトミンなどの成分の使用が認められています。

商品例として、「新ビオフェルミンＳ錠（ビオフェルミン製薬）」(有効成分：ビフィズス菌、フェーカリス菌、アシドフィルス菌)、「ヤクルトＢＬ整腸薬（ヤクルト本社）」(有効成分：ビフィズス菌、乳酸菌）などがあります。

d．消化薬

消化管内の食物などの消化を促進することを目的とする内用剤で、この効能・効果を目的に、ジアスターゼ、リパーゼなどの成分の使用が認められています。

商品例として、「ワカモト消化薬（わかもと製薬）」（有効成分：ビオヂアスターゼ）、「新タカヂア錠（三共）」（有効成分：タカヂアスターゼN1）などがあります。

e．瀉下薬

腸内に滞留・膨潤することにより便秘等の改善を目的とする内用剤で、この効能・効果を目的に、プランタゴ・オバタ種皮などの成分の使用が認められています。

商品例として、「リズムラン（備前化成）」（有効成分：プランタゴ・オバタ種皮末）、「ベストール（佐藤製薬）」（有効成分：プランタゴ・オバタ）などがあります。

f．健胃消化薬、健胃整腸薬、消化整腸薬、健胃整腸消化薬

告示-二、26「5、11または15に掲げるもののうち、いずれか二以上に該当するもの」に、健胃消化薬、健胃整腸薬、消化整腸薬、健胃整腸消化薬といった形のものもあります。食欲不振、消化促進、整腸等の複数の胃腸症状を改善することを目的とし、上記の健胃薬、整腸薬、消化薬のうち2つ以上の効能を持つ胃腸薬です。

商品例として、消化・整腸の両方に効能がある「強力わかもと（わかもと製薬）」（有効成分：アスペルギルス・オリゼーNK菌、ビール酵母）、「パンラクミン錠（三共）」（有効成分：タカヂアスターゼN1）などがあります。

g．ビタミンを含有する保健薬

ビタミンを含有する保健薬は、ビタミン、アミノ酸その他身体の保持等に必要な栄養素の補給等を目的とする内用剤で、この効能・効果を目的に、ビタミン類、アミノ酸類などの成分の使用が認められています。

商品例として、「キューピーコーワゴールドA（興和）」（有効成分：塩酸アルギニン、各種ビタミン）、「ポポンS（塩野義製薬）」（有効成

分：各種ビタミン）などがあります。

h．滋養強壮、虚弱体質の改善及び栄養補給が目的とされているもの

ビタミン含有保健剤がこれにあたります。

滋養強壮、虚弱体質、肉体疲労・体力低下・食欲不振・栄養障害・発熱性消耗性疾患・妊娠授乳期（または産前産後）などの場合の栄養補給を効能・効果とする内用剤で、カプセル、顆粒、散剤、錠剤、内用液剤などの剤型が認められています。実際の商品は、いわゆる滋養強壮ドリンク、栄養ドリンクが主です。

次のような成分があります。

・ビタミン類（A、Dは除く）

ビタミンB1硝酸塩、塩酸チアミン、塩酸フルスルチアミン（ビタミンB1誘導体）、ビタミンB2リン酸エステル（リン酸リボフラビンナトリウム）、ビタミンB2（リボフラビン）、ビタミンB6（塩酸ピリドキシン）、ビタミンC（アスコルビン酸）、酢酸d-α-トコフェロール、ビタミンE酢酸エステル、イノシトール、ニコチン酸アミド、パンテノール

・ミネラル類

L-アスパラギン酸カリウム、L-アスパラギン酸マグネシウム、グルコン酸カルシウム、クエン酸鉄アンモニウム

・疲労回復成分（肝機能改善）

アミノエチルスルホン酸（タウリン）、グルクロノラクトン、ジクロロ酢酸ジイソプロピルアミン（DADA）、塩酸アルギニン

・疲労回復成分（腎機能改善）

コンドロイチン硫酸ナトリウム

・食欲不振改善成分

塩化カルニチン

・中枢神経刺激成分

無水カフェイン

・滋養強壮効果のある生薬・エキス

ニンジンエキス、ショウキョウ流エキス、カンゾウエキス、ケイヒエキス、タイソウエキス、ガラナエキス、シャクヤク（芍薬）エキス、ローヤルゼリーチンキ、セイヨウサンザシエキス、エゾウコギ（刺五加）エキス、オウセイ（黄精）流エキス、ムイラプアマエキス、クコシ流エキス、ニクジュヨウエキス、トウキエキス、ヨクイニンエキス

ドリンク剤については製薬会社各社から他種類販売されていますので商品例は省略します。ドリンク以外では糖衣錠の「パントゴールド（第一製薬）」（医薬品）がこれにあたります。

ｉ．肉体疲労時、中高年期等のビタミンまたはカルシウムの補給が目的とされているもの

ビタミンC剤、ビタミンE剤、ビタミンＥＣ剤、カルシウム剤がこれにあたり、すべて内用でカプセル、顆粒、散剤、舐剤、錠剤、ゼリー状ドロップ、ドリンクなどの剤型が認められています。

・ビタミンC剤

肉体疲労時、妊娠・授乳期、病中病後の体力低下時または中高年期のビタミンCの補給を効能・効果とし、アスコルビン酸、アスコルビン酸カルシウム、アスコルビン酸ナトリウムなどの成分があります。

これに該当する製品例として「ハイシーL（武田薬品）」（医薬品）があります。

・ビタミンE剤

中高年期のビタミンEの補給を効能・効果とし、コハク酸d-αトコフェロール、酢酸d-αトコフェロール、d-α-トコフェロールなどの成分があります。

これに該当する製品例として「ユベラ錠（エーザイ）」（医薬品）があります。

・ビタミンＥＣ剤

肉体疲労時、病中病後の体力低下時または中高年期のビタミンＥＣの補給を効能・効果とし、コハク酸d-αトコフェロール、アスコルビ

ン酸などの成分があります。

・カルシウム剤

妊娠授乳期・発育期・中高年期のカルシウムの補給を効能・効果とし、クエン酸カルシウム、グルコン酸カルシウム、沈降炭酸カルシウム、乳酸カルシウムなどの成分があります。

j．カルシウムを主たる有効成分とする保健薬

虚弱体質、妊娠授乳期の骨歯の発育促進などにおけるカルシウムの補給を目的とする内用剤で、この効能・効果を目的に、グルコン酸カルシウム、炭酸カルシウム、ボレイなどの成分の使用が認められています。

商品例として、「カタセ錠A小児用（全薬工業）」（有効成分：炭酸カルシウム、グルコン酸カルシウム）、「新カルエースA（ジェーピーエス製薬）」（有効成分：グルコン酸カルシウム）などがあります。

k．生薬を主たる有効成分とする保健薬

虚弱体質、肉体疲労、食欲不振、発育期の滋養強壮等が目的とされている生薬配合剤で内用剤のもの。この効能・効果を目的に、ニンジン、ローヤルゼリーなどの成分の使用が認められています。

商品例として、「高麗人参エキス（カネボウ）」（有効成分：人参流エキス）、「強力オキソレヂン糖衣錠（理研化学工業）」（有効成分：ニンニク）などがあります。

❺ヘルスケア／その他

内用以外のヘルスケアの製品群として以下のものがあります。

a．浴用剤（薬用入浴剤）（告示-二、25）
b．いびき防止薬（告示-二、2）
c．鼻づまり改善薬（告示-二、21）

ａ．浴用剤（薬用入浴剤）

浴そうに入れ主にお湯に溶かして使用するいわゆる入浴剤です。浴用剤は、あせも、肩こり、しっしん、しもやけ、痔、ただれ、腰痛、冷え性、水虫、リウマチ、ひび、あかぎれ、ひぜん、かいせん、産前産後の冷え性、ニキビなどの改善や疲労回復を効能・効果とします。この効能・効果を目的に、イオウ、塩化ナトリウム、カノコソウ、ケイガイ、コウボク、炭酸水素ナトリウム、ハッカ油、センキョウ、トウヒ、トウキ、炭酸ナトリウム、湯の花、ホウ砂、硫酸ナトリウムなどの成分の使用が認められています。

ｂ．いびき防止薬

いびきの一時的な抑制・軽減を目的する点鼻薬で、成分として、グリセリン、塩化ナトリウム、塩化カリウム、塩化カルシウムの使用が認めれています。

商品例として、「アンスノール(エスエス製薬)」、「ホームチン(牛津製薬)」などがあります。

ｃ．鼻づまり改善薬

鼻づまりやくしゃみなどのかぜに伴う諸症状の緩和を目的とする胸またはのどなどにつける外用剤で、この効能・効果を目的に、カンフル、メントールなどの成分の使用が認められています。

商品例として、「ヴイックス ヴェポラップ(大正製薬)」、「カコナールかぜパップ（救急薬品工業)」などがあります。

❻その他

その他に次の商品群があります。

ａ．ソフトコンタクトレンズ用消毒剤（告示-二、17）
ｂ．コンタクトレンズ装着薬（告示-二、7）
ｃ．清浄用綿類・生理処理用品（告示-一）

a．ソフトコンタクトレンズ用消毒剤

ソフトコンタクトレンズには緑膿菌や黄色ブドウ球菌が付着、繁殖し眼病の原因となるので、専用の消毒剤による消毒作業が必要となります。この消毒剤の成分として、塩酸ポリヘキサニド、塩化ポリドロニウム、過酸化水素などがあります。

商品例として、「オプティ・フリー（日本アルコン）」（有効成分：塩化ポリドロニウム）、「ボシュロムレニュー（ボシュロム・ジャパン）」（有効成分：ポリヘキサニド）などがあります。

b．コンタクトレンズ装着薬

ソフトコンタクトレンズまたはハードコンタクトレンズの装着を容易にすることが目的とされているもので、アスパラギン酸カリウム、アミノエチルスルホン酸、塩化ナトリウムなどの成分の使用が認められています。

商品例として、「マイティアハードレンズ装着液（千寿製薬）」、「スマイルコンタクトファインフィット（日東メディック）」などがあります。

c．清浄用綿類・生理処理用品

清浄用綿類とは、衛生上の用に供されることが目的とされている綿類・紙綿類で、身体に直接使用し、乳児の皮膚や口腔、授乳時の乳首・乳房、目、局部、肛門などの清浄および清拭を使用目的とします。

脱脂綿、ガーゼの製品で、グルコン酸クロルヘキシジンまたは塩化ベンザルコニウムなど消毒成分がわずかに含まれています。

具体的な商品例としては、「リンスキン-L（エーザイ）」、「ピップ清浄綿（ピップフジモト）」があります。

なお、衛生綿類は使用目的別に指定が異なります。医薬部外品の指定となるのは、上記で説明したような清浄および清拭を使用目的としたものであり、消毒・殺菌用に用いる衛生綿類は医薬品指定となります。消毒・殺菌用また医薬部外品の目的以外で使用する衛生綿類やそ

の加工品は雑貨扱いです。また救急パッドなどは医療用具指定です。

生理処理用品とは、生理やおりもの処理用に使用されるもので、脱脂綿およびナプキン製の製品です。現在ではナプキンが主流です。

具体的な商品例としては、「センターイン デオドラントクリーン(エフティ資生堂)」(有効成分：疎水性ゼオライト) があります。

なお、生理処理用品のうち、特別な成分を含まない一般的な生理品ナプキン、タンポン、ショーツ、膣洗浄器類は日用品です。膣内洗浄器には医療用品指定になるものがあります。

2 医薬部外品の危険性と毒性

◉危険性から見た医薬部外品

医薬部外品の危険性については、主に次の３つの観点から見る必要があるでしょう。

①生活密着性
②総量的危険性
③薬剤の固有毒性

以下、それぞれの観点を具体的に説明していきます。

❶ 生活密着性

前章で医薬部外品の製品について具体的に説明してきましたが、医薬部外品を見渡してみると、私たちの生活全般に直接関わる多様な商品群であることに気づきます。医薬品は主に疾病や傷害のときにだけ必要なものであり、健康なときは特に必要はありません。しかし医薬部外品の製品は健康か健康でないかにかかわらず、生活していくための必需品的商品群であり、つまりそれだけ私たちの生活に常時接している製品であるだけに、もしそこに何らかの危険性が存在すればその影響は受けやすくなります。

医薬品はひとつひとつの危険性が大きいだけに私たちもその管理には気を配り警戒しています。一方医薬部外品は薬剤そのものの毒性は医薬品ほど大きくなくとも、日常生活に直接常時関わるだけに私たちはほとんど無警戒です。ここに医薬部外品の危険性のひとつの落とし穴が存在しているといえるでしょう。

❷総量的危険性

私たちは１日１個だけの医薬部外品を使っているわけではありません。朝起きれば薬用歯みがきで歯をみがき、薬用うがい薬で口をすすぎ、薬用洗顔剤で顔を洗う。女性は薬用化粧品を何種類もつけ、男性は薬用シェービング剤でヒゲを剃り、出社前に滋養強壮ドリンクを１本、そして口臭スプレー、制汗スプレー…。起床して家を出るまでにすでに相当な医薬部外品を使っています。

帰宅すると、まず薬用石けんで手洗い、風呂には薬用入浴剤、そして薬用シャンプー、薬用リンス、抜け毛の気になる人は育毛剤、たまには髪の身だしなみと染毛剤にパーマネント・ウエーブ用剤…。健康な人でもたった１日でこれだけの医薬部外品と接しているわけです。

１個１個の製品の薬理作用はおだやかであったとしても、これだけ多くの薬用製品に毎日毎日どっぷり漬かってしまっていてほんとうに安全なのか、もうそこにおいてはだれも安全の保証はできません。

人間の体内に入った薬品は薬効を示すと最後は肝臓で解毒されます。つまり薬品が体内に入れば入るほど肝臓は解毒のために一生懸命働かねばならないのです。毎日毎日薬用製品を使って相当量の薬品を体内に入れている人は当然そうでない人より肝臓は働いています。肝臓の働きにも限界はあります。もし肝臓が故障して解毒作用がストップしてしまえば、比較的弱いと言われる医薬部外品の製品ですら危険物になる可能性は十分あり得えるでしょう。

❸薬剤の固有毒性

医薬品同様、医薬部外品の製品も薬理作用のある成分を含んでいます。薬理作用を持つということは、副作用や毒性も皆無ではないということです。医薬部外品を製造するには厚生労働省や都道府県にその使用する薬品の毒性を明らかにし、認可を受けなければなりません。使用できる薬品や使用できる制限量も決められ、製品となった段階では穏やかな薬理作用の製品なのかもしれません。しかし使用されている薬品自体は決してすべてが安全なものばかりではなく、強い毒性のあるものも少なくないのです。

また医薬部外品には多くの添加物や化学物質が使用されていますが、それらには発ガン性を持つものやアレルギー性を持つものがたくさんあります。

正常な使用方法では安全であっても、私たちの不注意による誤使用や誤飲のときには、薬品や添加物・化学物質が予想外の毒性を発揮してしまうことも考えられます。そのためにも原料や成分の個々の毒性についても注意しておかねばなりません。

以上の３つの観点を考えると、医薬部外品はいくら作用が穏やかといっても、やはりその危険性を軽視したり無視していると、思わぬ被害を受ける可能性が存在します。これだけ生活に根ざした製品群を現状の生活のなかから一切なくすというわけにはいきません。しかし、私たち消費者は、被害の出ない取り扱いを実践しつつ、何が危険なのか、どう危険なのか、それをしっかり学んだ上で、生活全般を見渡し、不必要なもの、危険度の高いものから排除していく必要があるのではないでしょうか。

◉医薬部外品の原料・成分の毒性

医薬部外品は医薬品的側面と日用品的側面の２つの顔を持つわけですが、それを危険性という側面から見るとその両方の問題点を同時に抱えている製品とも言えます。

まず、医薬品という側面から見れば、薬品固有の毒性や中毒作用、副作用、アレルギー性といった問題点があります。一方、日用品的側面については、製品分類ごとに特有の危険性を考えることができます。

例えば、化粧品的側面では、指定成分や添加物の毒性の問題があります。石けんやシャンプーという側面では、合成界面活性剤など化学物質の毒性とともに環境に及ぼす影響も問題になってきます。殺虫剤・殺そ剤にいたっては、誤って使用すれば明らかに人体に有害な製品です。

ここでは医薬部外品を大きな製品分類に分け、その製品分類ごとの危険性を考えてみましょう。

医薬部外品を大きく製品分類すると、次の4つに分類できます。

1. **医薬品類**…内用する製品、皮膚トラブルのケア製品、その他医薬品から移行した製品
2. **化粧品類**…化粧品および染毛剤、パーマ用剤
3. **洗剤・洗浄剤類**…シャンプー、リンス、石けん、洗顔料
4. **殺虫剤類**…殺虫剤、殺そ剤
5. **その他**…衛生綿類、生理処理用品、浴用剤、ソフトコンタクトレンズ用消毒剤、コンタクトレンズ装着剤

以下、製品分類ごとに原料とその危険性をまとめておきましょう。

❶ 医薬品類

成分としての医薬品の問題は市販薬のところで取り上げましたので、ここでは医薬品の医薬部外品移行の問題について考えてみたいと思います。

平成11年3月の厚生省告示で、相当数の品目が医薬品から医薬部外品に移行しましたが、その後、規制緩和・構造改革の一環のなかで医薬品の医薬部外品移行化の意識は一層進み、平成16年7月の厚生労働省告示により15の製品群が追加されました。

行政や業界の既得権や利権といった複雑な問題を離れて、純粋に消

費者の立場からみると、医薬品の医薬部外品移行によりそれまで薬局でしか買えなかった薬がスーパーやコンビニなどで自由に手軽に購入できるようになったわけですから、確かにそれは便利なことです。たとえば、夜中に具合が悪くなってすぐ薬が飲みたいというときに、24時間営業のコンビニで買えればとても安心です。

しかし、はたして消費者にとって医薬部外品移行化はメリットだけなのでしょうか。移行した医薬部外品はもとは医薬品たっだわけです。つまり小さいとはいえ、体に薬理作用を持ち副作用も存在する薬だったわけです。薬局・薬剤師という責任ある管理者の販売形態のなかで今までその安全が保たれていた製品が、まったく自由に販売されるといういわば野放し状態で流通しはじめたとき、そこには以前とは異なる状況そして危険性が生まれてくる可能性があります。

平成11年3月の移行により滋養強壮ドリンク剤がスーパーやコンビニでも販売されるようになりました。それまではこれらの製品は医薬品として薬局・薬店のみでしか販売できないものでした。滋養強壮ドリンク剤といえばどちらかといえば中高年のおじさんの飲み物といったイメージでした。ところが移行後、それらがどこでもだれでも買える製品になり、派手な広告も展開されるなかで青少年や女性にも急速に消費を拡大させました。そして今やドリンク剤は、まるでジュースや清涼飲料水と同じような感覚で摂取されています。疲労感やストレスを常に抱える現代人にとって滋養強壮ドリンク剤に手が伸びてしまうのはやむを得ないとしても、疲労やストレスを癒す方法として医薬成分を含んだドリンク剤をジュース感覚で毎日のように摂取することにはたして何の問題もないのでしょうか。

これには各方面から警戒の声があがっています。たとえば、多くのドリンク剤にはカフェインやアルコールがその成分として含まれています。カフェインは医薬部外品系ドリンクでは50mg(医薬品系ドリンクでは200mg) まで、アルコールは医薬部外品系ドリンクでは１％未満（医薬品系ドリンクでは規制なし）までの使用が認められていますが、実は医薬部外品にはこれらの成分の使用に際し表示義務がないのです。たとえばアルコールをまったく受け付けない体質の人がアルコールの含有にまったく気づかずドリンク剤を飲んでしまい、アルコールの影響が出てしまうこともあるでしょう。車の運転中にアルコールの影響が現われたら事故にもつながる大変な問題です。

ダイエット中の女性が、滋養強壮・栄養補給を目的にドリンク剤を摂取するケースも増えているようですが、栄養学的な立場からはそのような目的でドリンク剤に頼るのはかえって栄養バランスを崩してしまい体によくないといわれています。

以上のように、青少年や女性、高齢者、またアルコールを受け付けない、アレルギーといったように体質的問題を持っている人たちが疲労回復という効能だけを信じて安易にこれらの製品を摂取しつづけた場合、効能よりも副作用のほうが大きくなってしまう可能性があることも考えておいたほうがいいでしょう。無制限な販売形態のなかでこれからますます消費が拡大していけば、副作用や誤使用による被害が顕在化しはじめることも予想されるでしょう。

ドリンク剤に対して、カフェインやアルコールの覚醒作用が一時的に元気になったような印象を感じさせているだけで、疲労回復効果を標榜している有効成分にはそれほど大きな効果はないという指摘もあります。また、その疲労感が実はもっと大きな病気の警告サインであるにもかかわらず、ドリンク剤の安易な服用でその警告サインをごまかし見過ごしてしまうという危険性もあります。

疲労回復、滋養強壮、栄養補給といった効能を安易に受け止め、まったくの無警戒の摂取はやはり危険です。よく表示を読み定められた用法用量を守ることはもちろん、特に最初の摂取の時は摂取後体調に変化はないか、アルコールの影響はないか、じんましんやかゆみなど過敏反応はないかなど医薬品と同様の意識でチェックすべきでしょう。

そして漫然とした常用を避け、疲労感が取れないときは早めに医師の適切な診断を仰ぐべきです。

ドリンク剤でもこういった問題が指摘されているのですが、そういった指摘はかきけされ、いったん進みはじめた移行化の流れ自体はもはやとどまることはないでしょう。平成16年7月には胃腸薬関係や外用のかぜ薬などが新たに追加になりましたが、今後医薬品から医薬部外品への移行項目はますます増えていくでしょう。

医薬品から医薬部外品への移行問題は、単に薬として安全か危険か、便利かどうかという問題だけではなく、医療行政、規制緩和、構造改革、行政・業界の既得権・利権といった複雑な背景を持ち、これまでの経緯を見るともっとも大切にされるべき消費者の声が軽んじられがちです。消費者にとっては医薬部外品への移行は便利さと危険性の諸刃の剣といっても過言ではないでしょう。消費者もこの問題に対して決して行政まかせではなく、その背景も含めて実態をよく認識し警戒しておかねばなりません。

薬害から免れるためには、医薬部外品といえども軽く考えずに市販薬同様の危険性を考えて、購入前の成分チェックはもとより、購入後も慎重に使用するという日々の警戒が必要でしょう。

❷化粧品類

化粧品の危険性ついては、成分・原料の持つ毒性について考えていかねばなりません。

化粧品は、精製水、アルコール、有効成分や製品別基本成分、添加物といった成分からできています。

有効成分とは、保湿する、肌にうるおいをあたえる、紫外線を防止するなどといったスキンケアに有効な成分をいいます。

製品別基本成分とは、メイクアップ化粧品においてその化粧品の目的に対応した固有の基本となる成分をいいます。例えばファンデーションなら、その効果を作り出すための粉おしろい、油脂、肌色の着色成分が基本成分になります。主に色効果を作る化粧品では顔料や着色料がこれにあたります。

添加物とは、有効成分や目的別固有成分以外で製品の状態を保ったりよくする役目をするもので、防腐剤、酸化防止剤、着色料、香料などが代表的成分です。乳液、クリームやジェル剤には粘性を与える添加物として乳化剤、増粘剤といった成分がさらに加わります。

化粧品を使用するにあたっては、有効成分や目的別固有成分はもちろんすべての添加物にいたるまでその使用成分の毒性に注意すべきです。最近では少々高価でも無添加商品が消費者に受け入れられているように、添加物はできるだけ安全かつ少なくしたいというのが世の中の流れになりつつあります。しかし無添加だったらすべてよいのかといえば一概にそうも言い切れません。添加物のなかにはその製品をより使いやすくするためあるいは安全性のために必要なものもあるわけで、消費者としては何が安全で何がどう危険なのか適切な情報を持って一つ一つの製品を見極めていく必要はあります。

ここでは化粧品の添加物を目的別に分類し、特に危険な物質をあげておきます。

A．殺菌・防腐剤

化粧品はいわば生ものです。いったん開封してしまうと、人間の手や空気中の細菌やカビ菌が製品内に入り繁殖し、変質や腐敗の原因となります。これを防ぐのが殺菌・防腐剤の役割で、たいへん重要な役割です。よってほとんどすべての化粧品に殺菌・防腐剤は添加されています。

殺菌・防腐剤の物質名としては、パラベンに代表される安息香酸類が多く、その他、サルチル酸類、ソルビン酸類、デビトロ酢酸類、ヘキサクロロフェン、ホウ酸などがあります。毒性は化粧品材料のなかでは危険なほうで、発ガン、遺伝毒性を持つものが多いです。

B．酸化防止剤

化粧品の油分は空気に触れると酸化して品質が劣化し、さらには毒性が生じます。これを防ぐために添加されるのが酸化防止剤です。

化粧品でよく使われる酸化防止物質として、ブチルヒドロキシアニソール（BHA）、ジブチルヒドロキシトルエン（BHT）があります。いずれも発ガンの疑いとアレルギー性があります。

これらの物質は、食品添加物としても使用されていますが、食品添加物のなかではもっとも危険な部類に入り、最近では他のもので代用されるようになりました。しかし化粧品では今でもよく使われています。

C．着色料（色素）

着色料は、メイクアップ化粧品の場合は、顔料と混ぜて微妙な色づくりのために使いますので必要性の高い添加物といえます。基礎化粧品の場合は美観上の色づけであり、いわば製品の雰囲気をよくするための使われ方です。ですので、必ずしも必要ではなく無着色の製品も増えています。

着色料には、合成着色料のタール色素系と、天然系の色素があります。

タール色素には、ガン、内臓障害、黒皮症、皮膚炎など多くの毒性が報告されています。しかし実際の商品には「タール色素」という表示はありません。「赤色○号」というような表記がタール色素です。赤色の他に「だいだい」「黄色」「緑」「青」「紫」「褐色」があります。

最近では、タール色素の有害性が認識され、天然系色素がさかんに使われるようになりました。天然系の場合、植物から抽出した色素が使われているのですが、色の安定性といった面ではタール色素よりもかなり性能が落ちます。そこで色持ちをよくするため別の添加物を混ぜたり色素の使用量が多くなったりすることから、別の面で危険が生じることも考えられます。天然系だから安心安全と考えてしまうのも危険です。一部の天然系色素には発ガン性の報告のあるものさえあります。

D．香料

化粧品に香り付けするための成分ですが、有効成分や基本成分の臭いを和らげるという目的とその製品独特の雰囲気作りや高級感を出すために添加される場合もあります。

香料にはアレルギーの元となる物質が多く、かぶれ、皮膚炎の原因となることがあります。種類によっては、変異原性が報告されているものもあります。

最近では無香料の製品のほうが消費者に受け入れられつつあるようです。

E．乳化剤

化粧品の主成分である水分と油分をうまく混ぜ合わせ、乳液状、クリーム状にするために使用します。乳化作用の他に湿潤、帯電防止、殺菌等の目的で使われています。

主な物質に、臭化ドミフェン、セタノール、セチル硫酸、ポリエチレングリコール、ポリオキシエチレンラウリルエーテル、ラウリル硫酸などがあります。

F．増粘剤

クリームの粘度を調整したり、ジェル状にしたり（ゲル化剤）する目的で使用されます。皮膚上での延びや皮膚への浸透具合や使いやすさを調整する化粧品にとって大切な添加物のひとつです。

染毛剤およびパーマ剤を化粧品類に入れましたが、これらに関しては一般の化粧品とはまったく成分は異なります。成分的には化学反応を利用した洗浄剤に近いもので、人体に毒性のあるものです。

染毛剤にはパラフェニレンジアミンという酸化染料が使われますが、強い皮膚刺激やアレルギー性があり、発ガン性も疑われています。

染毛剤およびパーマ剤は髪以外にはつかないようにし、毒性の高い成分なので誤って口に入れたりしないよう注意しなければなりません。

❸ 洗剤・洗浄剤

石けん、洗剤の主成分は界面活性剤です。汚れを落とす作用から、シャンプー、クレンジング剤の主要成分としても使われています。化粧品添加物の乳化剤も同じ成分です。

石油から合成される界面活性剤は、合成洗剤の主成分でもあり明らかな毒性があります。皮膚の表面は皮脂線から出る脂と汗線から出る水分で潤っています。ところが界面活性剤はこの皮膚の潤いを取りさり、皮膚の保湿作用を弱めます。そればかりか、皮膚の細菌や有害光線を防ぐバリア的作用も弱め、毒物がどんどん体内に吸収されてしまいます。シミや黒皮症の進行を早めたり、最近女性に増えてきた頭部の脱毛の原因にもなります。

合成系界面活性剤の人体への影響として、以下のものがあります。

- **皮膚障害**…進行性指掌角皮症などの障害が報告されています。
- **タンパク変性作用**…皮膚のタンパク質が破壊され、慢性的な手荒れ症状を起こします。
- **殺精子作用**…強力な殺精子作用を持っており、避妊具などにも使用されているくらいです。
- **酵素活性阻止作用**…酵素の働きをとめてしまう作用があります。
- **溶血作用**…赤血球膜を破壊し細胞内容物を溶出させる作用です。
- **発ガン性**…発ガンを促進させたり、界面活性作用が発ガン物質を体内に吸収されやすくするといわれています。
- **催奇形性**…LASという界面活性剤による実験では魚での発生が確認されています
- **妊娠率低下**…ラットによる投与や皮下注射テストでは、妊娠率が低下したというデータがあります。
- **肝臓障害**…肝臓障害の原因になるのではないかといわれています。

・アレルギー・アトピー性皮膚炎…免疫機能にも障害を引き起こす作用があるようです。

❹殺虫剤

医薬部外品の殺虫剤の成分は、除虫菊を主成分とするピレスロイド系の薬剤が大半です。ピレスロイド系の薬剤は、それ以外の殺虫剤成分に比べ、極めて急性毒性は小さいのが特徴です。誤って口に入っても直ちに猛毒性を発揮するといったことはありません。

しかし、アレルギーや化学物質過敏症の原因物質であり、発ガン性も確認されています。最近は揮発性やエアゾール性の製品が多く、吸引による器官や肺への影響、皮膚・粘膜・目などへの付着などによるアレルギー症状の誘発などの懸念も考えられます。アレルギーやアトピー体質など体質要因によっては厳重な注意が必要です。

殺虫剤には主成分の他に薬剤の溶剤として有機溶剤が含まれている商品があります。有機溶剤は、急性中毒症状、アレルギー、発ガン性いずれの面でも危険な物質です。アメリカでは水性系の殺虫剤が主流ですが、日本でも普及しはじめるようになりました。水性系の場合、有機溶剤における危険性は低下します。また有機溶剤のような着火性もなくなり、火災防止の観点からも水性系のほうが安全です。

◉医薬部外品の指定成分

以前は医薬部外品だけではなく化粧品にも「指定成分」の表示義務がありましたが、2001年4月に薬事法が改正され、現在医薬部外品のみに「指定成分」表示があります。

「指定成分」というのは、言葉面だけをとると「指定された必要な成分」というようなイメージを与えますが、正しくいえば、この原料を使えば必ず表示をしなければならないという指定された成分という意味であり、厚生労働省の告示によりその成分名がリストアップされています。

特定の成分がリストアップされ表示が義務づけられている理由は、それらの成分には危険性があるからです。アレルギーなどの皮膚障害を起こす可能性があります。つまり「指定成分」とはアレルギーを持っている人に対するいわば警告表示と解釈してもいいでしょう。

アレルギーやアトピー、化学物質過敏症などの症状を持つ人や過去に経験したことのある人は、商品の購入前にその表示された成分を見てあらかじめその危険性をチェックしておくべきでしょう。

それでは、私はアレルギーではないという人にとって、その製品に「指定成分」があっても大丈夫と言い切れるのでしょうか。残念ながら完全に大丈夫とはいえません。

まずひとつの問題として、今アレルギー症状のない人が一生アレルギーにならないという保証はないからです。突然アレルギー体質になってしまうことは決して珍しいことではありません。これからアレルギーにならないためにも、アレルギーの可能性を持つ成分から遠ざかっておくということは無駄なことではありません。

もうひとつの問題として、指定成分のなかには、これまでの諸機関による毒性試験で、発ガン性があったり、あるいは臨床データとして化学物質過敏症の原因物質になったりしているものも少なくないのです。つまりアレルギーだけの危険性ではなく、他の毒性・危険性も持っているわけで、たとえアレルギーにならなくても他の障害を受ける可能性があります。

ですので、今現在のアレルギーの有無にかかわらず「指定成分」が表示されていれば、その成分の危険性を把握し、使用する場合にはアレルギー症状が出ないかを注意深く自分自身を観察しながら試しつつ使用することが大切でしょう。

表・医薬部外品の表示指定成分名

(薬事法第59条第6号及び第61条第4号の規定に基づき名称を記載しなければならないものとして厚生労働大臣の指定する医薬部外品の成分(平12厚告418・改称)(平成14.3.15一部改正))

〔　〕内は別名または表示名称が異なる場合の名称

人体に直接使用されるもの

1. 2-アミノ-4-ニトロフェノール
2. 2-アミノ-5-ニトロフェノール、2-アミノ-5-ニトロフェノール硫酸塩
3. 1-アミノ-4-メチルアミノアントラキノン
4. 安息香酸、安息香酸Na
5. イクタモール
6. イソプロピルメチルフェノール〔シメン-5-オール〕
7. 3·3'-イミノジフェノール
8. ウリカーゼ
9. ウンデシレン酸、ウンデシレン酸亜鉛
10. ウンデシレン酸モノエタノールアミド〔ウンデシレナミドMEA〕
11. エデト酸及びその塩類〔EDTA、EDTA-2Na、EDTA-3Na、EDTA-4Na、EDTA-2K〕
12. 塩化アルキルトリメチルアンモニウム〔ベヘントリモニウムクロリド〕
13. 塩化ジステアリルジメチルアンモニウム〔ジステアリルジモニウムクロリド〕
14. 塩化ステアリルジメチルベンジルアンモニウム〔ステアラルコニウムクロリド〕
15. 塩化ステアリルトリメチルアンモニウム〔ステアルトリモニウムクロリド〕
16. 塩化セチルトリメチルアンモニウム〔セトリモニウムクロリド〕
17. 塩化セチルピリジニウム〔セチルピリジニウムクロリド〕
18. 塩化ベンザルコニウム〔ベンザルコニウムクロリド〕
19. 塩化ベンゼトニウム〔ベンゼトニウムクロリド〕
20. 塩化ラウリルトリメチルアンモニウム〔ラウリルトリモニウムクロリド〕
21. 塩化リゾチーム
22. 塩酸アルキルジアミノエチルグリシン〔アルキルジアミノエチルグリシン、(C12-14) HCl〕
23. 塩酸クロルヘキシジン〔クロルヘキシジン2HCl〕
24. 塩酸2·4-ジアミノフェノキシエタノール
25. 塩酸2·4-ジアミノフェノール

26. 塩酸ジフェンヒドラミン〔ジフェンヒドラミンHCl〕
27. オキシベンゾン〔オキシベンゾン-3〕
28. オルトアミノフェノール、オルトアミノフェノール硫酸塩
29. オルトフェニルフェノール〔フェニルフェノール〕
30. カテコール
31. カンタリスチンキ〔マメハンミョウエキス〕
32. グアイアズレン
33. グアイアズレンスルホン酸ナトリウム〔グアイアズレンスルホン酸Na〕
34. グルコン酸クロルヘキシジン
35. クレゾール
36. クロラミンT
37. クロルキシレノール
38. クロルクレゾール
39. クロルフェネシン
40. クロロブタノール
41. 5-クロロ-2-メチル-4-イソチアゾリン-3-オン
42. 酢酸-dl-α-トコフェロール〔酢酸トコフェロール〕
43. 酢酸ポリオキシエチレンラノリンアルコール〔酢酸ラネス-9、酢酸ラネス-10〕
44. 酢酸ラノリン
45. 酢酸ラノリンアルコール〔酢酸ラノリル〕
46. サリチル酸、サリチル酸Na
47. サリチル酸フェニル
48. 1·4-ジアミノアントラキノン
49. 2·6-ジアミノピリジン
50. ジイソプロパノールアミン〔DIPA〕
51. ジエタノールアミン〔DEA〕
52. システイン、システインNa
53. シノキサート
54. ジフェニルアミン
55. ジブチルヒドロキシトルエン〔BHT〕
56. 1·3-ジメチロール-5·5-ジメチルヒダントイン〔DMDMヒダントイン〕
57. 臭化アルキルイソキノリニウム〔ラウリルイソキノリニウムブロミド〕
58. 臭化セチルトリメチルアンモニウム〔セトリモニウムブロミド〕
59. 臭化ドミフェン
60. ショウキョウチンキ
61. ステアリルアルコール
62. セタノール
63. セチル硫酸ナトリウム〔セチル硫酸Na〕
64. セトステアリルアルコール
65. セラック
66. ソルビン酸、ソルビン酸K
67. チオグリコール酸、チオグリコール酸Na
68. チオ乳酸塩類、チオ乳酸アンモニウム、チオ乳酸モノエタノールアミン
69. チモール
70. 直鎖型アルキルベンゼンスルホン

酸ナトリウム
71. チラム
72. デヒドロ酢酸、デヒドロ酢酸Na
73. 天然ゴムラテックス〔ゴムラテックス〕
74. トウガラシチンキ〔トウガラシエキス〕
75. dl-α-トコフェロール〔トコフェロール〕
76. トラガント
77. トリイソプロパノールアミン〔TIPA〕
78. トリエタノールアミン〔TEA〕
79. トリクロサン
80. トリクロロカルバニリド〔トリクロカルバン〕
81. トルエン-2·5-ジアミン、トルエン-2·5-ジアミンNa
82. トルエン-3·4-ジアミン
83. ニコチン酸ベンジル
84. ニトロパラフェニレンジアミン、ニトロパラフェニレンジアミンNa
85. ノニル酸バニリルアミド〔ヒドロキシメトキシベンジルノナミド〕
86. パラアミノ安息香酸エステル〔エチルPABA〕
87. パラアミノオルトクレゾール
88. パラアミノフェニルスルファミン酸
89. パラアミノフェノール、パラアミノフェノール硫酸塩
90. パラオキシ安息香酸エステル〔イソブチルパラベン、イソプロピルパラベン、エチルパラベン、ブチルパラベン、プロピルパラベン、メチルパラベン〕
91. パラクロルフェノール〔クロロフェノール〕
92. パラニトロオルトフェニレンジアミン、パラニトロオルトフェニレンジアミン硫酸塩
93. パラフェニレンジアミン、パラフェニレンジアミンNa
94. パラフェノールスルホン酸亜鉛〔フェノールスルホン酸亜鉛〕
95. パラメチルアミノフェノール、パラメチルアミノフェノール硫酸塩
96. ハロカルバン〔クロフルカルバン〕
97. ピクラミン酸及びそのナトリウム塩
98. N·N'-ビス（4-アミノフェニル）-2·5-ジアミノ-1·4-キノンジイミン〔バンドロフスキーベース〕
99. N·N'-ビス（2·5-ジアミノフェニル）ベンゾキノンジイミド
100. 5-(2-ヒドロキシエチルアミノ)-2-メチルフェノール
101. 2-ヒドロキシ-5-ニトロ-2·4-ジアミノアゾベンゼン-5-スルホン酸ナトリウム〔クロムブラウンRH〕
102. 21(2-ヒドロキシ-5-メチルフェニル）ベンゾトリアゾール
103. ヒドロキノン
104. ピロガロール

105. N-フェニルパラフェニレンジアミン、N-フェニルパラフェニレンジアミンNa
106. フェノール
107. ブチルヒドロキシアニソール〔BHA〕
108. プロピレングリコール〔PG〕
109. ヘキサクロロフェン
110. ベンジルアルコール
111. 没食子酸プロピル
112. ポリエチレングリコール（平均分子量600以下のもの）〔PEG-4、PEG-6、PEG-8、PEG-12〕
113. ポリオキシエチレンラウリルエーテル硫酸塩類〔ラウレス硫酸TEA、ラウレス硫酸Na、ラウレス-5硫酸Na、ラウレス-7硫酸Na、ラウレス-8硫酸Na、ラウレス-12硫酸Na〕
114. ポリオキシエチレンラノリン〔PEG-（5～150）ラノリン〕
115. ポリオキシエチレンラノリンアルコール〔ラネス-（5～75）〕
116. ホルモン
117. ミリスチン酸イソプロピル
118. メタアミノフェノール
119. メタフェニレンジアミン及びその塩類
120. 2-メチル-4-イソチアゾリン-3-オン
121. N·N''-メチレンビス［N'-（3-ヒドロキシメチル-2·5-ジオキソ-4-イミダゾリジニル）ウレア］〔イミダゾリジニルウレア〕
122. モノエタノールアミン
123. ラウリル硫酸塩類〔ウリル硫酸K、ラウリル硫酸MEA、ラウリル硫酸DEA、ラウリル硫酸TEA、ラウリル硫酸Na〕
124. ラウロイルサルコシンナトリウム〔ラウロイルサルコシンNa〕
125. ラノリン
126. 液状ラノリン
127. 還元ラノリン〔水添ラノリン〕
128. 硬質ラノリン〔ラノリンロウ〕
129. ラノリンアルコール
130. 水素添加ラノリンアルコール〔水添ラノリンアルコール〕
131. ラノリン脂肪酸イソプロピル
132. ラノリン脂肪酸ポリエチレングリコール〔ラノリン脂肪酸PEG-（4～20）〕
133. 硫酸2·2'-［（4-アミノフェニル）イミノ］ビスエタノール
134. 硫酸オルトクロルパラフェニレンジアミン
135. 硫酸4·4'-ジアミノジフェニルアミン
136. 硫酸パラニトロメタフェニレンジアミン
137. 硫酸メタアミノフェノール
138. レゾルシン
139. ロジン
140. タール色素

人体に直接使用されないもの

1. アレスリン
2. d･d-T-アレスリン
3. dl･d -T80 - アレスリン
4. アンツー
5. イミプロトリン
6. エンドロサイド
7. オルトジクロロベンゼン
8. クマテトラリル
9. クレゾール
10. ジクロルボス
11. d･d-T-シフェノトリン
12. d-T80 - シフェノトリン
13. 硝酸タリウム
14. ジョチュウギクエキス
15. ジョチュウギク末
16. シリロシド
17. ダイアジノン
18. 炭酸バリウム
19. トランスフルトリン
20. トリクロルホン
21. ネオクマラン
22. ノルボルマイド
23. ピンドン
24. フェプロニル
25. フェニトロチオン
26. フェノトリン
27. フタルスリン
28. d-T80 - フタルスリン
29. フマリン
30. フラメトリン
31. d-T80 - フラメトリン
32. ペルメトリン
33. ホウ酸
34. マラチオン
35. 硫酸タリウム
36. リン化亜鉛
37. レスメトリン
38. d-T80 - レスメトリン
39. ワルファリン

コラム★怖い染毛剤

現代はまさに「染毛」ブーム。今やファッションとして若い女性はもちろん、男性や子供にまでそのブームは広がっています。

実は、医薬部外品の染毛剤は、人体に使用される数多くの医薬部外品に属する製品のなかで、もっとも有害性の大きい製品なのです。

厚生労働省薬務局で行なわれている「薬局モニター」薬局取扱商品相談事例報告での医薬部外品の副作用相談件数を見てみると、毎年トップを占めているのは「染毛剤」によるものです。医薬部外品による被害相談総数の約半数が染毛剤です。国民生活センターにも多くの苦情や被害事例が報告されています。

被害例としては、発疹、発赤、水泡、かゆみ、はれ、かぶれといった頭皮のトラブルが大半ですが、顔、首筋などにまで症状が広がるアレルギー症としての事例もあります。

また案外多いのが、頭から液が垂れて目に入ることによって生じる角膜の障害です。角膜剝離を起こしたり、最悪の場合は失明の危険もあります。

染毛剤、染毛用リンス、パーマネント剤などの毛髪関連製品は、医薬部外品の商品のなかではもっとも刺激性が強いということを十分認識して使用することが大切です。

刺激性だけではありません。米国立ガン研究所では「髪を染めている女性は、ガンの一種であるリンパ腫にかかる危険性が50%も増す」と報告しています。膀胱ガンへの関与も疑われています。染毛剤の成分には、発ガン性のある物質も多いのです。さらに血液障害への関与も指摘されています。

染毛剤は、過去に被害を受けた人やアレルギー体質の人はもちろん、腎臓病や血液障害のある人、ガンに強い警戒感を持っている人も要警戒です。女性の場合、生理時や妊娠中、出産後、病中病後、鼻血や月経などで出血が止まりにくい時には使用を控えたほうがいいでしょう。

なお、化粧品分類の“染毛料”は、染毛剤と比較して毒性は低いです。

IV

市販薬データ表

1 データの見方と危険度チェックの方法

市販薬は病院で使う薬と比べれば比較的穏やかで副作用も小さく安全なものです。しかし、むしろ穏やかで安全だからこそ、そこに危険が潜んでいます。

市販薬を治療目的ではなく単に健康を保持する目的で恒常的に使用しているというケースは非常によく見られます。たとえば、風邪をひいてもいないのに、予防のために風邪薬を健康な時から飲み続けているという人がいます。お腹が悪くもないのに、予防的に胃腸薬を常時飲み続けているという人もいます。

こういう飲み方は薬の益よりも害のほうを大きくさせてしまうことがあります。

一歩間違えば、市販薬も毒になり健康をおびやかすことがあります。薬を毒にさせないためには、私たち利用者自身が常に警戒し、正しい知識を学び、適切に扱うことが必要です。

そこでここでは、市販薬の表示を見て、危険度を本書のデータでチェックをして、それらの危険性から、どうやって私たちの健康を守っていけばいいのかをまとめておきたいと思います。

◉薬事法による市販薬の表示

市販薬を購入し開けてみると、外箱、添付文書(説明書)、直接の容器(ビンやチューブ)などさまざまなところに成分や用法が記載されていることに気づきます。一見、どれも同じようなことが書かれているので、直接の容器にある記載事項で事が足りると思って、外箱や添付書類を早々に捨ててしまう人もいるようですが、実はそれぞれの場所への記載にはさまざまな決まりがあり、見逃してしまうと正確な危険度チェックもできなくなってしまいます。

ここでは、医薬品の表示はどのように決められ記載されているのか、整理しておきましょう。

医薬品の容器や添付書類の記載事項は、薬事法により定められています。法律では、特例を含めこまごまと理解しにくい表現で書かれていますので、簡単にまとめて紹介すると、市販薬にはおよそ次のような記載が定められています（薬により記載しなくてよいものや以下の項目以外にも記載しなくてはならないものもあります）。

▶ 外箱や直接容器の記載事項

①製造業者（メーカー）・輸入販売業者・発売元の名称と住所
②名称
③製造番号・製造記号
④重量、容量または個数等の内容量
⑤効能・効果
⑥用法・用量
⑦医薬品の有効成分とその分量
⑧注意
⑨使用期限

▶ 添付文書（ドリンク剤など外箱や添付書類のないものは、以下の項目は容器に記載されています）

①名称
②効能・効果
③用法・用量
④成分・分量やその作用（および添加物）
⑤使用上の注意
　1．使用してはいけない人
　2．使用前に医師や薬剤師に相談すべき人
　3．使用に際し使用者が注意することや守るべきこと
　4．使用中に注意すること（副作用症状）
　5．保管および取り扱い上の注意

ここで大切なことは、外箱にしか記載されていないこと、添付文書にしか記載されていないことがあるということです。

外箱のある製品の場合、使用期限はここにしか記載されていないことがあります。また、副作用の症状や使用してはいけない人などの情報は添付書類にしか記載されていないので、外箱や添付書類を安易に捨ててしまうことは貴重な資料を捨ててしまうことにもなります。また成分チェックの際に必要な医薬品添加物に関しても、添付書類にしか書かれていないことがあります。

このように容器そのものの表示だけでなく、外箱や添付書類も大切なデータなのです。そのためにも、外箱と添付書類は買ってすぐに捨ててしまわずに必ず保管しておきましょう。できれば、その薬がなくなってからも保管しておくと、以後、似たような市販薬を購入した際の貴重な比較資料となります。

◉成分表示から危険度をチェックする

表示の成分欄に薬品名や化学物質名を発見したら、さっそくデータで調べてみてください。

表示成分の薬品は「市販薬」データから、それぞれの成分の使用対象品、効能・作用、適応症、副作用・中毒、要注意使用者、総合危険度、アレルギーについて調べることができます。

また、添付書類に表示されている医薬品添加物は「医薬部外品」データから、その添加物の使用対象品、使用目的、毒性、総合危険度、発ガン、アレルギーについて調べることができます。

●市販薬の成分表示の例

〔成　分〕 100ml中

塩化カルニチン…………100mg	アミノエチルスルホン酸
ビタミンB_1硝酸塩…………5mg	（タウリン）……………1000mg
ビタミンB_2	無水カフェイン……………5mg
リン酸エステル…………5mg	
ビタミンB_6…………………5mg	添加物としてパラベン、香料を含
ニコチン酸アミド………20mg	有する。

▲ドリンク剤（肉体疲労時の栄養補給・滋養強壮）

成　　分

フラビンアデニン
　ジヌクレオチドナトリウム（活性型ビタミンB2）…0.02w/v%
ビタミンB_6（塩酸ピリドキシン）…………………………0.1 w/v%
ビタミンB_{12}（シアノコバラミン）…………………………0.01w/v%
タウリン（アミノエチルスルホン酸）…………………0.5 w/v%
マレイン酸クロルフェニラミン…………………………0.01w/v%
添加物としてエデト酸塩、塩化ベンザルコニウム液、クロロブタノール、ホウ酸、ポリオキシエチレンソルビタンモノオレエートを含有する。

▲点眼薬（つかれ目、かすみ目、紫外線による眼炎）

成分（1日量、2錠中）

ビタミンB_2リン酸エステル……………………38mg
ビタミンB_6……………………………………24mg
ニコチン酸アミド………………………………40mg
パントテン酸カルシウム………………………20mg
なお、添加物として黄色5号を含有する。

▲ビタミン剤（ビタミンB_2主剤）

◉データ表の見方

市販薬の薬品データは、以下の項目で構成されています。

薬　品　名

使用対象品	その薬品が使用されている市販薬の分類名
効能・作用	薬理作用やその製品の成分とするための配合目的
適応症	その薬品が効能をもつ症状や疾病名
副作用・中毒	その薬品の副作用や中毒の際の症状
要注意使用者	その薬を使ってはいけない人(病名)や注意をすべき人(病名)
総合危険度	★〜★★★（作用の強さ、危険性の程度）
アレルギー	◎……アレルギーの危険性の有無

❶薬品名

①このデータ表では、薬品名を50音順で掲載しています。

②冒頭がアルファベットとハイフンの接頭部分があるものは、ハイフン以下のカタカナ部分の文字から探してください。

（例）L-メントール→「メ」の項

その他、「dl-」「β -」なども同じ扱いです。

③薬品名のあとの［　　］は、別称（一般名・通称・簡略名）です。

（例）アミノエチルスルホン酸［タウリン］

成分表示ではいずれでも表記されることがあります。

④見出し薬品名と別称がまったく異なる場合は、別称を見出し薬品名として取り上げ、50音順に従いデータを掲載しています。

（例）アミノエチルスルホン酸［タウリン］

「アミノエチルスルホン酸」として「ア」にも、「タウリン」として「タ」にも独立見出しとして掲載しています。

⑤薬品名で、（　　）をつけているものは、その表現を含めて使用され

る場合と省略されて使用される場合があることを表しています。

(例) アズレン（スルホン酸ナトリウム）

「アズレン」と「アズレンスルホン酸ナトリウム」の２つのいずれかで使用されることを表しています。

⑥薬品名が、漢字で漢方薬や生薬のものは、【　　】にふりがなを入れています。

❷使用対象品

この欄では、その薬品が使用されている市販薬の分類名を掲載しています。

本書では、市販薬を症状や部位により以下のように分類しています。

●かぜ薬
・総合感冒薬・鎮痛剤・解熱剤・鼻炎治療剤・鎮咳去痰剤
・うがい薬・トローチ

●解熱鎮痛剤

●胃腸薬
・総合胃腸薬（胃酸過多用、健胃消化剤）・整腸薬
・下痢止め（食あたり用、神経性下痢用、慢性下痢用）
・便秘薬

●点鼻薬

●点眼薬

●歯痛薬・口腔用薬

●皮膚薬
・抗菌剤・鎮痒剤（かゆみ止め）・副腎皮質ホルモン（ステロイド）剤
・非ステロイド系抗炎症剤・角質軟化剤・殺菌消毒剤・乾燥防止
・保湿剤・収れん・保護剤・水虫薬・毛髪用薬（育毛剤）

●動悸・息切れ治療薬・強心剤

●乗り物酔い薬

●更年期障害治療薬

●痔疾治療薬

●肩こり・腰痛・筋肉痛治療薬

●不眠治療薬・眠気防止薬

●滋養強壮保健剤（ビタミン剤）

●カルシウム補給剤

❸ 効能・作用

その薬品の薬理作用やその製品の成分とするための配合目的を掲載しています。

また、薬品の危険性を考える上で知っておいたほうがよいと思われるものには、薬品の分類名を掲載しています。

たとえば、「抗ヒスタミン剤」「副腎皮質ホルモン剤」などは、同じ分類の薬剤を多重にとると、それらの共通の副作用が強く現われる可能性があります。

❹ 適応症

その薬品がどのような症状や疾病に効果があるかを掲載しています。

❺ 副作用・中毒症状

その薬品の副作用や中毒の際の症状を掲載しています。

❻ 要注意使用者

その薬を使ってはいけない人（病名）や注意をすべき人（病名）を掲載しています。

❼ 総合危険度

総合危険度の欄に星印をつけてあり、星の数でその商品の危険度が一目でわかるようになっています。

市販薬の総合危険度は、その薬品の薬理的な強さ、副作用の多様さ、副作用の症状などを基準に判断しています。

★★★（星３つ）は、その薬の薬理作用が高く、副作用も出やすく、またその症状も重くなる可能性のあるものです。ただし、それはそれだけよく効く薬でもあるということです。

正しく使えば、速やかに症状を改善し治癒する可能性が高いわけですから、副作用に十分注意して、「諸刃の剣」であることを認識したうえで、服用してください。

これは、医薬部外品のように、避けなければならない、遠ざけなければならないという危険度とは異なりますので、その意味の違いを理解してください。

★★（星２つ）は、★★★（星３つ）のものほど副作用は大きくないものです。しかし、副作用はまったくないというものではなく、やはりこれまでの臨床データでもなんらかの症状が出たものばかりです。要注意であることには間違いありません。

★（星１つ）は、作用が緩和な薬で、副作用症状もそれほど重くならないと思われる薬です。ただし、あくまで医薬品ですから、まったく安全で副作用がないというわけではありません。化学物質過敏症では、ほんの少量の物質でも反応を起こします。体質的にアレルギーや過敏な部分がなければ、それほど心配のない薬といえます。

※市販薬データと医薬部外品データでは、その評価の基準は異なりますので、医薬部外品データの基準については210ページを参照してください。

❽アレルギー

アレルギー欄に◎のあるものは、薬物過敏症の原因となるもの、アレルギー発病のきっかけとなるもの、現在のアレルギー症状を悪化させたり治癒を遅らせる可能性のある薬品です。特にアレルギー体質、過去にアレルギーの病歴のある人、あるいは、皮膚の弱い人、呼吸器官の弱い人はこの物質の取り扱いや摂取には注意を要します。

アトピーの子供を持つお母さん、ぜんそく、花粉症、アレルギー性の皮膚炎や気管支炎の患者の人は、この印のある薬を飲む場合には症状に十分な観察をしてください。

アクリノール

使用対象品	整腸薬・下痢どめ・皮膚薬
効能・作用	殺菌剤
適応症	下痢・食あたり
副作用・中毒	過敏症状が現われることがある
要注意使用者	この薬、またはこの薬を含んだ薬で過敏症を起こしたことのある人
総合危険度	★
アレルギー	

アシドフィルス菌

使用対象品	整腸薬・下痢どめ
効能・作用	乳酸菌・有益菌の発育促進・有害菌の発育阻止
適応症	腸弱・下痢気味
副作用・中毒	—
要注意使用者	—
総合危険度	★
アレルギー	

アスコルビン酸［ビタミンC］

使用対象品	滋養強壮・ビタミン剤・かぜ薬
効能・作用	感染症防止・体力回復・血管壁強化・皮膚メラニン減少
適応症	鼻血・血尿・副腎皮質機能障害・皮膚の色素沈着
副作用・中毒	軽度の吐き気、嘔吐、下痢。不足すると、壊血病・皮下出血・貧血などのビタミンC欠乏症状を起こす
要注意使用者	—
総合危険度	★
アレルギー	

L-アスコルビン酸ナトリウム［ビタミンC］

使用対象品	滋養強壮・ビタミン剤・かぜ薬・痔疾治療剤
効能・作用	感染症防止・体力回復
適応症	鼻血・血尿・副腎皮質機能障害・皮膚の色素沈着
副作用・中毒	軽度の吐き気、嘔吐、下痢。不足すると、壊血病・皮下出血・貧血などのビタミンC欠乏症状を起こす
要注意使用者	—
総合危険度	★
アレルギー	

L-アスパラギン酸（カリウム）

使用対象品	点眼薬・滋養強壮剤
効能・作用	筋肉細胞の活性化作用・カリウム補給
適応症	眼精疲労
副作用・中毒	胃部不快感、腹痛、吐き気、消化管出血、じんましん、発疹、かゆみ
要注意使用者	腎臓や消化器官に疾患のある人
総合危険度	★★
アレルギー	◎

L-アスパラギン酸カリウム・マグネシウム

使用対象品	滋養強壮剤
効能・作用	カリウム・マグネシウム補給
適応症	低カリウム症状
副作用・中毒	胃腸障害、下痢、嘔吐
要注意使用者	腎臓や副腎に疾患のある人、高カリウム血症、高マグネシウム血症の人
総合危険度	★★
アレルギー	

L-アスパラギン酸マグネシウム

使用対象品	点眼薬
効能・作用	筋肉細胞の活性化
適応症	眼精疲労
副作用・中毒	—
要注意使用者	—
総合危険度	★
アレルギー	

アスピリン

使用対象品	かぜ薬・解熱鎮痛剤
効能・作用	解熱・鎮痛・炎症抑制作用
適応症	発熱性のかぜ・頭痛・生理痛・歯痛
副作用・中毒	胃痛、眠気、耳鳴り、呼吸困難、発疹、皮膚炎、頭痛など。重症の場合、肺水腫を起こし死に至る。小児で1.5グラム、大人で20グラム以上服用すると危険
要注意使用者	胃や十二指腸潰瘍のある人。アレルギー体質の人。腎臓障害、ぜんそくのある人。妊婦
総合危険度	★★★
アレルギー	◎

アスピリンアルミニウム

使用対象品	かぜ薬・解熱鎮痛剤
効能・作用	解熱・鎮痛
適応症	発熱性のかぜ・頭痛・生理痛・歯痛
副作用・中毒	発疹などの過敏症、食欲不振、吐き気、胃痛、眠気など
要注意使用者	胃や十二指腸潰瘍のある人。アレルギー体質の人。腎臓障害、ぜんそくのある人
総合危険度	★★★
アレルギー	◎

アズレン（スルホン酸ナトリウム）

使用対象品	胃腸薬・点眼薬
効能・作用	消炎剤・胃粘膜保護作用
適応症	目のかゆみ・涙目・胃炎・胃潰瘍・十二指腸潰瘍・のどの痛み
副作用・中毒	飲み薬には下痢、便秘、悪心。点眼薬にははれやかゆみ
要注意使用者	—
総合危険度	★
アレルギー	

アセトアミノフェン

使用対象品	かぜ薬・解熱鎮痛剤
効能・作用	解熱・鎮痛
適応症	発熱性のかぜ・のどの痛み・筋肉痛・頭痛・生理痛・歯痛
副作用・中毒	発疹などの過敏症、胃痛、嘔吐、低血圧。中毒症状として、血清酵素異常による肝機能障害や過用量により昏睡を起こす。致死量は13～24グラム
要注意使用者	感染症を合併している人、肝機能や腎機能障害のある人
総合危険度	★★
アレルギー	◎

アミノ安息香酸

使用対象品	皮膚薬
効能・作用	かゆみどめ
適応症	外傷・やけど・日焼け
副作用・中毒	皮膚、粘膜に刺激
要注意使用者	アレルギー体質の人。乳児
総合危険度	★★
アレルギー	◎

アミノ安息香酸エチル

使用対象品	胃腸薬・歯周病薬・痔疾治療剤・酔いどめ
効能・作用	鎮痛・鎮痙・局所麻酔作用
適応症	胃痛・胃けいれん・歯周病・痔のいたみ
副作用・中毒	中毒症状として、メトヘモグロビン血症からチアノーゼを起こす。アレルギーを起こす
要注意使用者	アレルギー体質の人。乳児
総合危険度	★★
アレルギー	◎

アミノエチルスルホン酸［タウリン］

使用対象品	点眼薬・滋養強壮・ビタミン剤
効能・作用	筋肉細胞の活性化作用
適応症	筋肉疲労・眼精疲労
副作用・中毒	—
要注意使用者	—
総合危険度	★
アレルギー	

アミノフィリン

使用対象品	ぜんそく治療薬
効能・作用	利尿剤・強心作用
適応症	気管支ぜんそく・狭心症
副作用・中毒	頭痛、不眠、動悸、吐き気、腹痛、下痢。大量投与により、けいれん、胃出血、タンパク尿、血尿、心臓抑制、呼吸や循環障害を起こす
要注意使用者	てんかん、甲状腺機能高進症、急性腎炎、肝臓や心臓に障害のある人、小児、妊婦、授乳婦
総合危険度	★★
アレルギー	

アラントイン

使用対象品	点眼薬・痔疾治療剤
効能・作用	筋肉細胞の活性化作用・傷口の治りを早める
適応症	眼精疲労・痔
副作用・中毒	—
要注意使用者	—
総合危険度	★
アレルギー	

アルギン酸ナトリウム

使用対象品	胃腸薬・便秘薬
効能・作用	止血作用・血管強化・腸内水分を吸収し便の量を増やし排便を促す
適応症	胃潰瘍・十二指腸潰瘍・便秘
副作用・中毒	下痢、便秘
要注意使用者	心臓、腎臓、肝臓に障害のある人
総合危険度	★★
アレルギー	

アルジオキサ

使用対象品	胃腸薬
効能・作用	胃粘膜保護作用
適応症	胃潰瘍・十二指腸潰瘍
副作用・中毒	下痢、便秘
要注意使用者	腎臓に疾患のある人、透析を受けている人
総合危険度	★
アレルギー	

アルファカルシドール

使用対象品	ビタミン剤
効能・作用	→ビタミンD参照
適応症	ビタミンD欠乏症（子供はくる病・大人は骨軟化症・骨粗鬆症）
副作用・中毒	食欲不振、胃痛、むかつき、下痢、肝機能障害、発疹、不眠、頭痛など。多すぎると高カルシウム血症
要注意使用者	この薬、またはこの薬を含んだ薬でアレルギーを起こしたことのある人
総合危険度	★
アレルギー	◎

安中散【あんちゅうさん】

使用対象品	胃腸薬
効能・作用	健胃作用
適応症	胃炎・胃酸過多・胃潰瘍
副作用・中毒	発疹、かゆみ
要注意使用者	狭心症、心筋梗塞のある人
総合危険度	★
アレルギー	◎

イオウ

使用対象品	皮膚薬
効能・作用	殺菌剤
適応症	白癬・慢性しっしん
副作用・中毒	過敏症を起こしたり、長期間の使用により皮膚炎を起こす
要注意使用者	この薬、またはこの薬を含んだ薬でアレルギーを起こしたことのある人
総合危険度	★★
アレルギー	◎

イソプロピルアンチピリン

使用対象品	鎮痛・解熱薬
効能・作用	解熱・鎮痛
適応症	発熱性のかぜ・のどの痛み・筋肉痛・頭痛・生理痛・歯痛
副作用・中毒	悪心、失神、胃腸障害。大量投与により、昏睡やけいれん。アレルギーを起こす。悪性の貧血や血液障害を起こすこともある
要注意使用者	アレルギー体質の人
総合危険度	★★
アレルギー	◎

イプシロン-アミノカプロン酸

使用対象品	点眼薬
効能・作用	止血作用
適応症	眼の充血
副作用・中毒	—
要注意使用者	この薬、またはこの薬を含んだ薬でアレルギーを起こしたことのある人
総合危険度	★
アレルギー	◎

イブプロフェン

使用対象品	かぜ薬・解熱鎮痛剤
効能・作用	解熱・鎮痛・抗炎作用
適応症	発熱性のかぜ・気管支炎・のどの痛み・頭痛・生理痛・歯痛
副作用・中毒	食欲不振、吐き気、嘔吐、胃痛、下痢、眠気、めまい、頭痛、発疹、かゆみ、ショック、再生不良性貧血、溶血性貧血、顆粒球減少
要注意使用者	消化器潰瘍・血液異常・肝障害・腎障害・心機能不全・高血圧症・アレルギーのある人、喘息既往者、妊婦、授乳婦、高齢者、小児
総合危険度	★★★
アレルギー	◎

インドメタシン

使用対象品	筋肉痛関節炎治療薬
効能・作用	鎮痛解熱剤・炎症抑制作用
適応症	リウマチ・関節炎・筋肉痛・のどの痛み
副作用・中毒	発疹、かゆみ、刺激。動物実験で催奇形性の報告がある
要注意使用者	気管支喘息のある人。この薬、またはこの薬を含んだ薬でアレルギーを起こしたことのある人。妊婦。授乳婦
総合危険度	★
アレルギー	◎

ウフェナマート

使用対象品	皮膚薬
効能・作用	消炎・鎮痛
適応症	しっしん・皮膚炎
副作用・中毒	発赤、かゆみ、刺激
要注意使用者	この薬、またはこの薬を含んだ薬でアレルギーを起こしたことのある人
総合危険度	★★
アレルギー	◎

ウルソデスオキシコール酸

使用対象品	胃腸薬
効能・作用	胆汁の分泌促進
適応症	胆石・肝臓病
副作用・中毒	かゆみなどの過敏症、下痢、吐き気
要注意使用者	胆道閉塞、肝炎、消化器性潰瘍のある人。妊婦
総合危険度	★★
アレルギー	◎

エイジツ

使用対象品	便秘薬
効能・作用	大腸を刺激し蠕動運動を促進
適応症	便秘・腎炎・脚気
副作用・中毒	—
要注意使用者	妊婦
総合危険度	★
アレルギー	

エキサラミド

使用対象品	皮膚薬
効能・作用	抗真菌剤・白癬菌を抑える作用
適応症	白癬（水虫・たむし）
副作用・中毒	皮膚刺激、発赤、疼痛。接触皮膚炎
要注意使用者	この薬、またはこの薬を含んだ薬でアレルギーを起こしたことのある人
総合危険度	★★
アレルギー	◎

エテンザミド

使用対象品	かぜ薬・解熱鎮痛剤・肩こり・腰痛用内服剤
効能・作用	解熱・鎮痛
適応症	発熱性のかぜ・頭痛・生理痛・歯痛
副作用・中毒	発疹、むくみ、ぜんそく発作などの過敏症、食欲不振、胃痛、嘔吐、耳鳴り、貧血、肝臓障害、腎臓障害、消化器性潰瘍
要注意使用者	アレルギー体質。アスピリン過敏症。妊婦。腎臓障害のある人
総合危険度	★★★
アレルギー	

エフェドリン

使用対象品	かぜ薬
効能・作用	気管支拡張作用・鼻粘膜のはれ抑制
適応症	気管支炎・かぜ・咳
副作用・中毒	頭痛、不眠、吐き気、食欲不振、排尿障害、長期使用により不安、幻覚、チアノーゼ。致死量は子供で200ミリグラム、大人で2グラム
要注意使用者	甲状腺機能高進症、高血圧症、心疾患、糖尿病、緑内障、前立腺肥大症の人
総合危険度	★★★
アレルギー	

エルゴカルシフェロール［ビタミンD2］

使用対象品	滋養強壮・ビタミン剤・皮膚薬
効能・作用	カルシウムの吸収や骨の発育を促進・新陳代謝の活性化
適応症	ビタミンD欠乏症（子供はくる病・大人は骨軟化症・骨粗鬆症）
副作用・中毒	過剰の場合、骨、歯の異常。頭痛、吐き気、肝臓障害、多尿、筋肉痛、倦怠感
要注意使用者	腎臓障害のある人
総合危険度	★★
アレルギー	

（dl-）塩化カルニチン

使用対象品	胃腸薬・滋養強壮剤
効能・作用	健胃剤・胃酸の分泌促進
適応症	食欲不振
副作用・中毒	胸やけ、吐き気
要注意使用者	この薬、またはこの薬を含んだ薬でアレルギーを起こしたことのある人
総合危険度	★
アレルギー	

塩化カルプロニウム

使用対象品	胃腸薬・育毛剤
効能・作用	血管拡張作用・発毛促進作用
適応症	慢性胃炎（内用薬）・脱毛症（外用薬）
副作用・中毒	外用時に、かゆみ、発赤、刺激、熱感
要注意使用者	飲み薬は、気管支ぜんそく、甲状腺機能高進症、消化器性潰瘍、てんかんのある人、妊婦は使用できない
総合危険度	★★
アレルギー	◎

塩化セチルビリジニウム

使用対象品	かぜ薬（トローチ）・うがい薬・歯周病薬
効能・作用	殺菌消毒剤・局所麻酔作用
適応症	のどの痛み・口内炎
副作用・中毒	発疹など過敏症
要注意使用者	—
総合危険度	★
アレルギー	◎

塩化デカリニウム

使用対象品	トローチ・うがい薬・虫さされ・真菌性皮膚疾患・痔疾治療剤
効能・作用	殺菌消毒剤・抗真菌作用
適応症	咽頭炎・扁桃炎・皮膚疾患・虫さされ
副作用・中毒	発疹など過敏症
要注意使用者	—
総合危険度	★
アレルギー	◎

エ

市販薬

塩化ベタネコール

使用対象品	胃腸薬
効能・作用	胃液の分泌促進作用・ガス排出作用
適応症	慢性胃炎
副作用・中毒	発熱、発汗などの過敏症、胸やけ、吐き気、嘔吐、腹痛、下痢、頭痛、血圧低下
要注意使用者	甲状腺機能高進症、気管支ぜんそく、消化管・膀胱頸部の閉塞、消化性潰瘍、冠状動脈閉塞、てんかん、パーキンソン症候群のある人。妊婦
総合危険度	★★★
アレルギー	

塩化ベルベリン

使用対象品	整腸薬・下痢どめ
効能・作用	腸内殺菌・胆汁分泌促進
適応症	下痢・食あたり
副作用・中毒	便秘
要注意使用者	—
総合危険度	★
アレルギー	

塩化リゾチーム

使用対象品	かぜ薬・トローチ・歯周病薬・痔疾治療剤 ・点眼薬
効能・作用	消炎酵素剤・粘膜の炎症や出血を抑える・去痰・のどの痛みを抑える
適応症	慢性副鼻腔炎・鼻炎・鼻づまり・のど・痰・歯ぐきの炎症・痔
副作用・中毒	発疹、発赤、下痢、食欲不振、アナフィラキシーショックを伴うアレルギー症状
要注意使用者	アレルギー体質や卵アレルギーの人
総合危険度	★★
アレルギー	◎

塩酸アモロルフィン

使用対象品	水虫薬
効能・作用	抗真菌薬(モルホリン系)　白癬菌(水虫菌)を抑える作用
適応症	白癬、カンジダ症、癜風
副作用・中毒	主な副作用として、接触皮膚炎（かぶれ）、発赤、紅斑、そう痒、刺激感（しみる、ヒリヒリする、熱感）
要注意使用者	本剤の成分に対し過敏症の既往歴のある患者、妊婦または妊娠している可能性のある婦人
総合危険度	★★
アレルギー	◎（皮膚炎、発赤などを起こすことがある）

塩酸イソチベンジル

使用対象品	鼻炎薬・皮膚薬
効能・作用	抗ヒスタミン剤・アレルギーによる炎症やかゆみを抑える
適応症	アレルギー性の鼻炎や皮膚炎
副作用・中毒	発赤、刺激、乾燥後のつっぱり
要注意使用者	この薬、またはこの薬を含んだ薬でアレルギーを起こしたことのある人。緑内障のある人
総合危険度	★★
アレルギー	◎

塩酸イプロヘプチン

使用対象品	かぜ薬
効能・作用	抗ヒスタミン剤・アレルギー性の症状を抑える
適応症	アレルギー性鼻炎・上気道炎に伴うくしゃみ・鼻水・咳
副作用・中毒	発疹などの過敏症、眠気、ふらつき
要注意使用者	緑内障、前立腺肥大症の人。妊婦
総合危険度	★★
アレルギー	◎

塩酸インチペジル

使用対象品	かぜ薬
効能・作用	抗アレルギー剤・アレルギー症状の緩和
適応症	アレルギー性鼻炎・くしゃみ・鼻汁
副作用・中毒	眠気、倦怠感、頭痛、悪心、嘔吐、下痢、発疹などの過敏症
要注意使用者	過敏症の人、緑内障、前立腺肥大のある人。妊婦
総合危険度	★★
アレルギー	◎

塩酸エフェドリン

使用対象品	かぜ薬
効能・作用	気管支拡張作用・鼻粘膜のはれ抑制
適応症	気管支炎・かぜ・咳
副作用・中毒	頭痛、不眠、吐き気、食欲不振、排尿障害、長期使用により不安、幻覚、チアノーゼ。致死量は子供で200ミリグラム、大人で2グラム
要注意使用者	甲状腺機能高進症、高血圧症、心疾患、糖尿病、緑内障、前立腺肥大症の人
総合危険度	★★★
アレルギー	◎

塩酸エプラジノン

使用対象品	かぜ薬
効能・作用	鎮咳剤
適応症	かぜ・咳・気管支炎
副作用・中毒	食欲不振、悪心、嘔吐、頭痛、過敏症状
要注意使用者	—
総合危険度	★
アレルギー	

塩酸L-エチルシステイン

使用対象品	かぜ薬
効能・作用	去痰剤・痰を分解し出しやすくする
適応症	気管支炎・かぜ・咳
副作用・中毒	食欲不振、めまい、頭痛
要注意使用者	肝臓障害や心臓障害のある人
総合危険度	★★
アレルギー	◎

塩酸L-メチルシステイン

使用対象品	かぜ薬
効能・作用	去痰剤・痰を分解し出しやすくする
適応症	気管支炎・かぜ・咳
副作用・中毒	食欲不振、めまい、頭痛
要注意使用者	肝臓障害や心臓障害のある人
総合危険度	★★
アレルギー	◎

塩酸オキシフェンサイクリミン

使用対象品	胃腸薬
効能・作用	胃酸分泌抑制作用
適応症	胃潰瘍・十二指腸潰瘍・胃炎
副作用・中毒	目の調節障害、眠気、めまい、不眠、便秘、胸やけ、排尿障害、耳鳴り、しびれなど
要注意使用者	緑内障、重い心疾患のある人。前立腺肥大症、うっ血性心不全、不整脈、潰瘍性大腸炎、甲状腺機能高進症のある人
総合危険度	★★★
アレルギー	

塩酸クロペラスチン

使用対象品	かぜ薬
効能・作用	鎮咳剤
適応症	かぜ・咳・気管支炎
副作用・中毒	悪心、食欲不振、眠気
要注意使用者	—
総合危険度	★
アレルギー	

塩酸クロルヘキシジン

使用対象品	かぜ薬（トローチ）・うがい薬・痔疾治療剤・水虫薬
効能・作用	殺菌消毒剤・防腐剤（添加物）
適応症	のどの痛み・口内炎
副作用・中毒	発疹など過敏症、舌のしびれ、嘔吐、下痢
要注意使用者	この薬、またはこの薬を含んだ薬でアレルギーを起こしたことのある人
総合危険度	★
アレルギー	◎

塩酸ジサイクロミン

使用対象品	胃腸薬
効能・作用	胃腸の鎮痛・鎮痙・胃液の分泌を抑える
適応症	胃痛・胃けいれん
副作用・中毒	頭痛、めまい、眠気、倦怠感、排尿障害、目の調節機能障害、便秘、発疹
要注意使用者	緑内障、前立腺肥大症、甲状腺機能高進症、心不全、不整脈のある人
総合危険度	★★
アレルギー	◎

塩酸ジセチアミン［ビタミンＢ１］

使用対象品	滋養強壮・ビタミン剤
効能・作用	疲労回復･抵抗力強化･神経組織や筋肉の働きの改善･精神安定
適応症	神経痛・関節痛・疲労
副作用・中毒	軽度の胸やけ、下痢。不足すると、脚気・神経炎・便秘・浮腫・心肥大などのビタミンB1欠乏症状を起こす
要注意使用者	―
総合危険度	★
アレルギー	

塩酸ジフェニルピラリン

使用対象品	かぜ薬・鼻炎薬・皮膚薬・痔疾治療剤
効能・作用	抗ヒスタミン剤・アレルギー性の症状を抑える
適応症	アレルギー性の鼻炎・咳・皮膚炎
副作用・中毒	発疹などの過敏症、排尿障害、頭痛、下痢、便秘
要注意使用者	妊婦、緑内障、前立腺肥大症の人
総合危険度	★★
アレルギー	◎

塩酸ジフェンヒドラミン

使用対象品	かぜ薬・ぜんそく治療薬・点眼薬・皮膚炎・痔疾治療剤
効能・作用	抗ヒスタミン剤・アレルギー性の症状を抑える
適応症	アレルギー性の症状・かゆみや皮膚炎・痔
副作用・中毒	発疹などの過敏症、動悸、吐き気、嘔吐、下痢
要注意使用者	妊婦、緑内障、前立腺肥大症の人
総合危険度	★★
アレルギー	◎

塩酸ジブカイン

使用対象品	皮膚薬・歯周病薬・痔疾治療薬
効能・作用	局所麻酔作用・抗炎・鎮痛作用
適応症	歯槽膿漏・歯肉炎・皮膚炎や痔の痛み
副作用・中毒	じんましん等の皮膚症状、浮腫などの過敏症状を起こすことがある。ショックを起こすことがある
要注意使用者	この薬、またはこの薬を含んだ薬でアレルギーを起こしたことのある人。妊婦。高齢者
総合危険度	★★★
アレルギー	◎

塩酸セトラキサート

使用対象品	胃腸薬
効能・作用	胃粘膜保護作用・抗潰瘍作用
適応症	胃潰瘍・十二指腸潰瘍
副作用・中毒	発疹などの過敏症、吐き気、嘔吐、下痢、便秘
要注意使用者	血栓のある人、妊婦
総合危険度	★★
アレルギー	◎

塩酸チアミン［ビタミンB1］

使用対象品	滋養強壮・ビタミン剤・かぜ薬
効能・作用	疲労回復・抵抗力強化・神経組織や筋肉の働きの改善・精神安定
適応症	神経痛・関節痛・疲労
副作用・中毒	発疹などの過敏症、吐き気。不足すると、脚気・神経炎・便秘・浮腫・心肥大などのビタミンB1欠乏症状を起こす
要注意使用者	—
総合危険度	★
アレルギー	

塩酸テトラヒドロゾリン

使用対象品	点眼薬
効能・作用	血管収縮作用
適応症	充血
副作用・中毒	熱感、乾燥感、反応性充血が現われることがある。過敏症状が現われることがある
要注意使用者	閉塞隅角緑内障の人
総合危険度	★
アレルギー	◎

塩酸テルビナフィン

使用対象品	水虫薬
効能・作用	皮膚糸状菌を抑える作用
適応症	白癬、カンジダ症
副作用・中毒	胃部不快感、腹痛、悪心、発疹、下痢。重篤な肝障害、汎血球減少、無顆粒球症、血小板減少や死亡例の報告もある
要注意使用者	この薬で過敏症やアレルギーを起こしたことのある人、高齢者、妊婦、新生児、乳児、幼児
総合危険度	★★★
アレルギー	◎（皮膚炎、発赤などを起こすことがある）

塩酸トリプロリジン

使用対象品	かぜ薬・鼻炎薬・皮膚薬
効能・作用	抗ヒスタミン剤・アレルギー性の症状を抑える
適応症	アレルギー性の鼻炎・咳・皮膚炎
副作用・中毒	発疹などの過敏症、動悸、吐き気、下痢
要注意使用者	緑内障、前立腺肥大症の人
総合危険度	★★
アレルギー	◎

塩酸トリメトキノール

使用対象品	かぜ薬
効能・作用	気管支筋の緊張の緩和・気管支拡張
適応症	気管支炎・気管支ぜんそく
副作用・中毒	発疹などの過敏症、動悸、頭痛、熱感、吐き気
要注意使用者	甲状腺機能高進症、高血圧症、心疾患、糖尿病の人
総合危険度	★★
アレルギー	◎

塩酸ナファゾリン

使用対象品	点鼻薬・点眼薬・うがい薬・痔疾治療剤
効能・作用	血管収縮剤・抗炎・鎮痛作用
適応症	目のかゆみ・目や鼻の充血・疲れ目・のどの痛み・痔の出血
副作用・中毒	血圧上昇、血糖上昇
要注意使用者	高血圧症、動脈硬化、心疾患、糖尿病、甲状腺機能高進症の人。小児
総合危険度	★★
アレルギー	

塩酸パパベリン

使用対象品	胃腸薬・ぜんそく治療薬
効能・作用	胃腸の鎮痛・鎮痙・胃の筋肉の弛緩・血管拡張
適応症	胃痛・胃けいれん・ぜんそく
副作用・中毒	発疹などの過敏症、動悸、血圧の上昇、めまい、眠気、顔のほてり
要注意使用者	この薬、またはこの薬を含んだ薬でアレルギーを起こしたことのある人。緑内障のある人
総合危険度	★★
アレルギー	◎

塩酸ピリドキシン［ビタミンB6］

使用対象品	点眼薬・皮膚薬・肩こり・腰痛治療薬・ビタミン剤・酔いどめ
効能・作用	代謝促進・アミノ酸やタンパク質の代謝をよくする・肝機能の改善
適応症	ビタミンB6欠乏による諸症状
副作用・中毒	特に副作用はない。不足すると、口角炎・舌炎・しっしん・皮膚炎・目のかゆみ・充血・疲れ目・肩こり・貧血などビタミンB6欠乏による症状を起こす
要注意使用者	—
総合危険度	★
アレルギー	

塩酸ピレンゼピン

使用対象品	胃腸薬
効能・作用	胃液分泌抑制作用・胃粘膜修復
適応症	胃炎・胃潰瘍・十二指腸潰瘍
副作用・中毒	口渇、便秘、下痢、発疹、嘔気、無顆粒球症、アナフィラキシーショック、目の調節障害
要注意使用者	本剤の成分に対し過敏症の既往歴のある人、前立腺肥大・緑内障の人、妊婦、授乳婦、高齢者、幼児、小児
総合危険度	★★
アレルギー	◎

塩酸フェニルプロパノールアミン

使用対象品	かぜ薬・鼻炎薬・咳どめ薬
効能・作用	血管収縮剤
適応症	鼻炎
副作用・中毒	血圧上昇、血糖上昇、動悸。咳どめシロップ等の製品は誤飲しやすいので注意を要する
要注意使用者	高血圧症、動脈硬化、心疾患、糖尿病、甲状腺機能高進症の人。脳出血を起こしたことのある人。小児
総合危険度	★★
アレルギー	

塩酸フェニレフリン

使用対象品	かぜ薬・鼻炎薬・皮膚薬・点眼薬・痔疾治療剤
効能・作用	血管収縮剤・止血作用
適応症	出血性の炎症
副作用・中毒	頭痛、眼痛、高血圧、動悸。粘膜に刺激
要注意使用者	高血圧症、動脈硬化、心疾患、糖尿病、甲状腺機能高進症の人。アレルギー体質。小児
総合危険度	★★
アレルギー	◎

塩酸ブテナフィン

使用対象品	水虫薬
効能・作用	抗真菌薬（ベンジルアミン系） 白癬（水虫）菌に強い抗菌作用
適応症	白癬、癜風
副作用・中毒	主な副作用として、局所の発赤・紅斑、接触皮膚炎、そう痒、刺激感
要注意使用者	この薬で過敏症やアレルギーを起こしたことのある人、妊婦、乳児・幼児は刺激感や発赤等が現われやすい
総合危険度	★★
アレルギー	◎（皮膚炎、発赤などを起こすことがある）

塩酸フルスルチアミン［ビタミンB1］

使用対象品	滋養強壮・ビタミン剤・かぜ薬
効能・作用	疲労回復・抵抗力強化・神経組織や筋肉の働きの改善・精神安定
適応症	神経痛・関節痛・疲労
副作用・中毒	発疹などの過敏症、吐き気。不足すると、脚気・神経炎・便秘・浮腫・心肥大などのビタミンB1欠乏症状を起こす
要注意使用者	—
総合危険度	★
アレルギー	

塩酸プロカテロール

使用対象品	かぜ薬・気管支ぜんそく治療薬
効能・作用	気管支筋の緊張緩和・気管支拡張
適応症	気管支炎・気管支ぜんそく
副作用・中毒	動悸、熱感、冷や汗、ふるえ、頭痛、めまい、吐き気
要注意使用者	甲状腺機能高進症、高血圧症、心疾患、糖尿病の人。妊婦
総合危険度	★★
アレルギー	

塩酸ブロムヘキシン

使用対象品	かぜ薬
効能・作用	気管支からの分泌物を増やし痰を薄め吐き出しやすくする
適応症	かぜの症状・のどの痛み
副作用・中毒	発疹などの過敏症、吐き気、食欲不振、腹痛
要注意使用者	妊婦、小児
総合危険度	★★
アレルギー	◎

塩酸ホモクロルシクリジン

使用対象品	皮膚薬
効能・作用	抗ヒスタミン作用
適応症	皮膚炎・じんましん・しっしん・かゆみ
副作用・中毒	発疹などの過敏症
要注意使用者	緑内障や前立腺肥大症の人
総合危険度	★★
アレルギー	◎

塩酸メクリジン

使用対象品	酔いどめ薬
効能・作用	脳幹に作用してめまいや吐き気を抑える
適応症	めまい・乗り物酔い
副作用・中毒	眠気、発疹、目の調節機能障害、倦怠感
要注意使用者	過去にアレルギー経験のある人、妊婦、緑内障、前立腺肥大症の人
総合危険度	★★★
アレルギー	◎

（dl-）塩酸メチルエフェドリン

使用対象品	かぜ薬・皮膚薬・痔疾治療剤
効能・作用	鎮咳剤・去痰作用・アレルギーを抑える
適応症	気管支ぜんそく・咳・痰・皮膚炎・痔
副作用・中毒	発疹など過敏症、動悸、頭痛、吐き気、食欲不振
要注意使用者	甲状腺機能高進症、高血圧症、心疾患、糖尿病の人
総合危険度	★★
アレルギー	◎

塩酸メトキシフェナミン

使用対象品	かぜ薬
効能・作用	気管支筋の弛緩による鎮咳作用
適応症	かぜ・気管支ぜんそく・気管支炎
副作用・中毒	動悸、頻脈、発疹などの過敏症、頭痛、悪寒、不眠、めまい、発汗、神経過敏など。中毒症状になると、瞳孔散大、けいれん、昏睡
要注意使用者	甲状腺機能高進症、高血圧症、心疾患、糖尿病の人
総合危険度	★★
アレルギー	◎

塩酸ラニチジン

使用対象品	胃腸薬
効能・作用	H2拮抗剤（H2ブロッカー）、胃酸分泌抑制作用、胃液分泌抑制作用
適応症	食道・胃・十二指腸の潰瘍・炎症・びらん・出血・発赤
副作用・中毒	消化器・肝・腎機能障害、血液障害、再生不良性貧血、頭痛、悪心、嘔吐、発疹、ショック。男性において乳房腫脹
要注意使用者	薬剤で過敏症を起こしたことがある人、授乳中、妊娠中及び妊娠希望の人、腎機能・肝機能障害のある人、高齢者、子供
総合危険度	★★★
アレルギー	◎（発疹、じんましんなどが発症することがある）

塩酸リドカイン

使用対象品	皮膚薬・痔疾治療剤
効能・作用	抗炎・鎮痛作用・局所麻酔作用
適応症	鼻づまり・痔の痛み
副作用・中毒	じんましんなどの皮膚症状、浮腫などの過敏症が現われることがある
要注意使用者	高血圧、動脈硬化、糖尿病、この薬、またはこの薬を含んだ薬でアレルギーを起こしたことのある人
総合危険度	★★★
アレルギー	◎

塩酸ロペラミド

使用対象品	整腸薬・下痢どめ
効能・作用	腸の鎮痛・鎮痙・下痢どめ
適応症	下痢・食あたり
副作用・中毒	発疹など過敏症、腹部不快感、吐き気、腹痛、食欲不振、便秘
要注意使用者	この薬、またはこの薬を含んだ薬でアレルギーを起こしたことのある人。細菌性の下痢。潰瘍性大腸炎、肝臓障害のある人。幼児
総合危険度	★★★
アレルギー	◎

黄芩【おうごん】

使用対象品	胃腸薬
効能・作用	健胃作用
適応症	—
副作用・中毒	自律神経症状（不眠、動悸、発汗、血圧上昇）を生じる。変異原性がある
要注意使用者	妊婦
総合危険度	★★
アレルギー	

黄柏【おうばく】

使用対象品	胃腸薬
効能・作用	消化促進・整腸
適応症	消化不良・腸炎・熱性下痢
副作用・中毒	変異原性がある
要注意使用者	妊婦
総合危険度	★★
アレルギー	

黄連【おうれん】

使用対象品	胃腸薬
効能・作用	健胃・消炎・殺菌作用・消化液分泌促進
適応症	胃腸病・下痢・吐き気
副作用・中毒	変異原性がある
要注意使用者	妊婦
総合危険度	★★
アレルギー	

オキシコナゾール

使用対象品	水虫薬、たむし薬
効能・作用	抗真菌薬（イミダゾール系）、抗菌剤　白癬菌（水虫菌）を抑える作用
適応症	水虫、いんきんたむし、ぜにたむし
副作用・中毒	スイッチＯＴＣとしての市販後調査で、発赤、刺激感、接触皮膚炎、そう痒、水疱などの副作用が報告されている
要注意使用者	薬で過敏症やアレルギーを起こしたことのある人
総合危険度	★★
アレルギー	◎（皮膚炎、発赤などを起こすことがある）

オキシドール

使用対象品	皮膚薬
効能・作用	殺菌剤
適応症	傷・炎症
副作用・中毒	刺激
要注意使用者	—
総合危険度	★
アレルギー	

オキセサゼイン

使用対象品	胃腸薬
効能・作用	局所麻酔作用、ガストリン遊離抑制、胃酸分泌抑制、胃腸運動抑制、止痢作用
適応症	食道炎、胃炎、胃・十二指腸潰瘍、過敏性大腸症
副作用・中毒	便秘、食欲不振、口渇、悪心、下痢、発疹、眠気、脱力感
要注意使用者	本剤に対し過敏症を起こしたことのある人、高齢者、妊婦または妊娠している可能性のある人、小児
総合危険度	★★★
アレルギー	◎（発疹が発症することがある）

オクトチアミン

使用対象品	ビタミン剤
効能・作用	疲労回復・抵抗力強化・神経組織や筋肉の働きの改善・精神安定
適応症	神経痛・関節痛・疲労
副作用・中毒	特に副作用はない。不足すると、脚気・神経炎・便秘・浮腫・心肥大などのビタミンB1欠乏症状を起こす
要注意使用者	—
総合危険度	★
アレルギー	

葛根湯【かっこんとう】

使用対象品	かぜ薬
効能・作用	発汗・解熱作用
適応症	かぜによる肩こり・筋肉痛
副作用・中毒	発疹、かゆみ、不眠、動悸
要注意使用者	食欲減退、嘔吐などの症状がある人。発汗が激しい人。衰弱している人。胃腸の弱い人。心筋梗塞、狭心症、緑内障、前立腺肥大、糖尿病の人
総合危険度	★★
アレルギー	◎

カフェイン

使用対象品	かぜ薬・酔いどめ薬
効能・作用	頭痛を抑え、気分を改善する
適応症	頭痛・不快な気分・乗り物酔い
副作用・中毒	めまい、不眠、頭痛、悪心。大量に取ると、嘔吐、けいれん。致死量10グラム
要注意使用者	胃潰瘍、心疾患、緑内障の人。妊婦、小児は要注意
総合危険度	★★
アレルギー	

カミツレチンキ

使用対象品	外用かぜ薬・歯周病薬
効能・作用	抗炎・鎮痛作用
適応症	風邪による呼吸器の炎症・歯槽膿漏・歯肉炎
副作用・中毒	—
要注意使用者	—
総合危険度	★
アレルギー	

カラミン

使用対象品	皮膚薬
効能・作用	収れん・保護剤
適応症	しっしん・皮膚炎・日焼け
副作用・中毒	発疹、刺激
要注意使用者	重度のやけどや患部がただれている人
総合危険度	★
アレルギー	◎

カルシウム

使用対象品	カルシウム剤
効能・作用	骨や歯組織形成・体の免疫機能を助ける
適応症	骨軟化症・骨粗鬆症・けいれん・イライラ・高血圧症の予防
副作用・中毒	取りすぎると、骨や腎臓に悪影響をおよぼすことがある。結石の原因になる
要注意使用者	結石体質の人は取りすぎに注意
総合危険度	★
アレルギー	

カルバゾクロム

使用対象品	痔疾治療剤
効能・作用	止血・血管強化作用
適応症	痔
副作用・中毒	発疹などの過敏症
要注意使用者	この薬、またはこの薬を含んだ薬でアレルギーを起こしたことのある人
総合危険度	★
アレルギー	◎

L-カルボシステイン

使用対象品	かぜ薬、咳止め薬
効能・作用	去痰剤・鼻粘膜改善作用
適応症	上気道炎（咽頭炎、喉頭炎）、気管支炎、気管支喘息
副作用・中毒	重大な副作用として皮膚粘膜眼症候群、中毒性表皮壊死症、肝機能障害、黄疸。主な副作用は食欲不振、下痢、腹痛、発疹、口渇、眠気
要注意使用者	肝障害、心障害のある人、高齢者、妊婦
総合危険度	★★
アレルギー	◎（発疹、しっしんを起こすことがある）

乾姜【かんきょう】

使用対象品	胃腸薬
効能・作用	熱性興奮作用・健胃作用
適応症	冷え・嘔吐・咳・めまい・胃腸病・腹痛
副作用・中毒	発疹などの過敏症。変異原性がある
要注意使用者	妊婦
総合危険度	★★
アレルギー	◎

甘草【かんぞう】

使用対象品	かぜ薬・鎮痛解熱剤・胃腸薬・整腸薬
効能・作用	鎮咳・去痰・解毒作用・筋肉の痛みの緩和
適応症	咳・痰・胃痛・胃けいれん・胃潰瘍
副作用・中毒	血圧の上昇、むくみ、脱力感、下痢。発疹などの過敏症。偽アルドステロン症
要注意使用者	高血圧や腎機能の低下している人、高齢者
総合危険度	★★
アレルギー	◎

乾燥水素酸アルミニウムゲル

使用対象品	胃腸薬
効能・作用	制酸剤・胃酸を中和させる・胃粘膜保護・潰瘍再発防止
適応症	胃酸過多による胃痛・胸やけ・吐き気・胃潰瘍・十二指腸潰瘍
副作用・中毒	下痢、便秘、軟便、食欲不振、吐き気
要注意使用者	透析を受けている人。心臓、肝臓に疾患のある人。高マグネシウム血症の人
総合危険度	★★
アレルギー	

dl―カンフル

使用対象品	外用かぜ薬・皮膚薬・肩こり・腰痛治療薬
効能・作用	抗炎・鎮痛作用・局所麻酔作用・かゆみどめ
適応症	風邪による呼吸器の炎症・肩こり・腰痛・虫さされ・かゆみ
副作用・中毒	悪心、嘔吐、視覚障害、けいれん、呼吸障害。致死量は子供で１グラム、成人で２グラム
要注意使用者	―
総合危険度	★★
アレルギー	◎

ガンマーオリザノール

使用対象品	ビタミン剤
効能・作用	自律神経調整・血液中のコレステロール量の減少・末梢血管拡張
適応症	更年期障害・高脂血症・神経症・過敏性大腸炎に伴う胃腸障害
副作用・中毒	眠気、めまい、吐き気、発疹
要注意使用者	肝臓障害を起こしたことのある人。妊婦
総合危険度	★★
アレルギー	◎

桔梗【ききょう】

使用対象品	かぜ薬
効能・作用	鎮咳・去痰作用
適応症	気管支炎・扁桃腺炎・咽頭炎
副作用・中毒	アルドステロン症、ミオパチーが現われることがある
要注意使用者	アルドステロン症、ミオパチー、低カリウム血症の人
総合危険度	★
アレルギー	

枳実【きじつ】

使用対象品	かぜ薬・胃腸薬
効能・作用	鎮痛・去痰作用・発汗作用・健胃作用
適応症	かぜ・咳・腹痛
副作用・中毒	変異原性がある
要注意使用者	妊婦
総合危険度	★★
アレルギー	

吉草酸ベタメタゾン

使用対象品	皮膚薬
効能・作用	副腎皮質ホルモン（ステロイド）剤・炎症やアレルギーを抑える
適応症	しっしん・皮膚炎・虫さされ・やけど・凍傷・白癬
副作用・中毒	刺激、発疹、感染症、毛細血管の拡張、多毛、色素脱失、長期の使用によりステロイド禍
要注意使用者	この薬やステロイド剤でアレルギーを起こしたことのある人
総合危険度	★★★
アレルギー	◎

杏仁【きょうにん】

使用対象品	かぜ薬・トローチ
効能・作用	鎮咳・去痰作用
適応症	咳
副作用・中毒	大量に取った場合に、悪心、嘔吐、下痢、めまい、頭痛、チアノーゼなどの症状が現われることがある。変異原性がある
要注意使用者	小児、妊婦
総合危険度	★★
アレルギー	

グアイフェネシン

使用対象品	かぜ薬
効能・作用	鎮咳剤・痰を出しやすくする
適応症	咳・痰
副作用・中毒	頭痛、食欲不振、悪心など
要注意使用者	—
総合危険度	★
アレルギー	

クエン酸カルシウム

使用対象品	カルシウム剤
効能・作用	骨や歯の組織形成・体の免疫機能を助ける
適応症	骨軟化症・骨粗鬆症・けいれん・イライラ・高血圧症の予防
副作用・中毒	取りすぎると、骨や腎臓に悪影響をおよぼすことがある。結石の原因になる
要注意使用者	結石体質の人は取りすぎに注意
総合危険度	★
アレルギー	

クエン酸カルベタペンテン

使用対象品	かぜ薬
効能・作用	鎮咳作用
適応症	気管支炎・気管支ぜんそく
副作用・中毒	眠気、不快、頭痛、食欲不振、便秘、発疹などの過敏症、尿量減少
要注意使用者	緑内障のある人
総合危険度	★★
アレルギー	◎

グリセリン

使用対象品	便秘用座剤・便秘用浣腸・皮膚薬
効能・作用	蠕動運動を促進・皮膚の収れんや保護
適応症	便秘
副作用・中毒	高濃度のものは粘膜に刺激。溶血作用がある
要注意使用者	妊婦
総合危険度	★
アレルギー	

グリセロリン酸カルシウム

使用対象品	滋養強壮剤・カルシウム剤
効能・作用	カルシウム補給・骨や歯の組織形成・体の免疫機能を助ける
適応症	骨軟化症・骨粗鬆症・けいれん・イライラ・高血圧症の予防
副作用・中毒	取りすぎの場合、骨、歯の異常。頭痛、吐き気、肝臓障害、多尿、筋肉痛、倦怠感
要注意使用者	腎臓障害のある人
総合危険度	★★
アレルギー	

（β-）グリチルリチン酸

使用対象品	皮膚薬・鼻炎薬
効能・作用	非ステロイド系の抗炎鎮痛剤
適応症	皮膚炎・鼻炎
副作用・中毒	ナトリウムや水などの排泄抑制、むくみ、血圧上昇
要注意使用者	腎臓障害のある人。高血圧の人
総合危険度	★★
アレルギー	

グリチルリチン酸ジカリウム

使用対象品	かぜ薬
効能・作用	抗ヒスタミン剤・アレルギー性の咳を抑える
適応症	かぜ・咳・気管支炎
副作用・中毒	かゆみや刺激感などの過敏症
要注意使用者	—
総合危険度	★
アレルギー	◎

グリチルリチン酸二カリウム

使用対象品	皮膚薬・点眼薬
効能・作用	抗炎作用
適応症	目やに・眼瞼炎・皮膚炎・アレルギー性結膜炎
副作用・中毒	過敏症状が現われることがある
要注意使用者	—
総合危険度	★
アレルギー	◎

グルコン酸クロルヘキシジン

使用対象品	かぜ薬・皮膚薬
効能・作用	殺菌消毒・防腐剤（添加物）
適応症	のどの消毒・殺菌
副作用・中毒	まれに発疹、不快感、めまいなどの過敏症状
要注意使用者	—
総合危険度	★
アレルギー	

L-グルタミン

使用対象品	胃腸薬
効能・作用	胃粘膜保護作用
適応症	胃潰瘍・十二指腸潰瘍
副作用・中毒	吐き気、便秘
要注意使用者	—
総合危険度	★
アレルギー	

クレオソート

使用対象品	整腸薬・下痢どめ
効能・作用	腸内殺菌・腸内防腐作用
適応症	下痢・食あたり
副作用・中毒	過敏症状が現われることがある
要注意使用者	この薬、またはこの薬を含んだ薬で過敏症を起こしたことのある人
総合危険度	★
アレルギー	

クロタミトン

使用対象品	皮膚薬・水虫薬
効能・作用	かゆみどめ
適応症	虫さされ・かゆみ・しっしん
副作用・中毒	刺激、接触性皮膚炎、熱感
要注意使用者	この薬、またはこの薬を含んだ薬でアレルギーを起こしたことのある人
総合危険度	★★
アレルギー	◎

クロトリマゾール

使用対象品	皮膚薬
効能・作用	抗真菌剤・白癬菌を抑える作用
適応症	白癬（水虫・たむし）・カンジダ・膣炎・外陰膣炎
副作用・中毒	皮膚炎、かゆみ、刺激、熱感
要注意使用者	この薬、またはこの薬を含んだ薬でアレルギーを起こしたことのある人
総合危険度	★★
アレルギー	◎

クロモグリク酸ナトリウム

使用対象品	点眼薬、点鼻薬
効能・作用	抗アレルギー剤
適応症	アレルギー性結膜炎、春季カタル
副作用・中毒	点眼薬＝しみる、充血、まぶたの腫れ、掻痒、眼痛、異物感 点鼻薬＝鼻出血、喘息発作の誘発、胸の痛み、ショック症状
要注意使用者	この薬で過敏症やアレルギーを起こしたことのある人、授乳婦、妊婦、妊娠希望の人、小児
総合危険度	★★
アレルギー	◎（発疹やショック症状を起こすことがある）

クロラムフェニコール

使用対象品	皮膚薬・細菌感染炎症
効能・作用	抗生物質・細菌の発育を抑制する
適応症	各種の細菌性の炎症
副作用・中毒	刺激感、発赤
要注意使用者	造血機能が低下している人、抗生物質のアレルギー経験者、妊婦、高齢者
総合危険度	★★★
アレルギー	◎

ケイ酸アルミン酸マグネシウム

使用対象品	胃腸薬
効能・作用	制酸剤・胃酸を中和させる・胃粘膜保護作用
適応症	胃酸過多による胃痛・胸やけ・吐き気
副作用・中毒	悪心、嘔吐、便秘、下痢等の症状が現われるときがある
要注意使用者	腎臓障害、心機能障害、高マグネシウム血症の人
総合危険度	★
アレルギー	

桂枝湯【けいしとう】

使用対象品	かぜ薬
効能・作用	鎮痛・解熱作用
適応症	かぜ・頭痛・神経痛
副作用・中毒	発疹、かゆみ。アレルギー性肝臓障害
要注意使用者	狭心症、心筋梗塞のある人
総合危険度	★★
アレルギー	◎

桂皮【けいひ】

使用対象品	胃腸薬・かぜ薬・うがい薬
効能・作用	消化機能促進・血行促進・解熱・殺菌作用
適応症	かぜ・頭痛・消化不良
副作用・中毒	アレルギーを起こす場合がある。変異原性がある
要注意使用者	妊婦
総合危険度	★★
アレルギー	◎

ケトプロフェン

使用対象品	皮膚塗り薬、貼り薬
効能・作用	鎮痛作用、浮腫抑制作用、抗炎症作用
適応症	腰痛、関節痛
副作用・中毒	喘息発作誘発、ショック症状、過敏症、接触性皮膚炎、光線過敏症、局所の発疹、発赤、腫脹、そう痒感、刺激感、水疱・びらん、色素沈着等
要注意使用者	この薬で過敏症やアレルギーを起こしたことのある人、授乳婦、妊婦、妊娠希望の人、高齢者、小児、気管支喘息（アスピリン喘息含む）の人
総合危険度	★★
アレルギー	◎（皮膚炎やショック症状を起こすことがある）

ゲファルナート

使用対象品	胃腸薬
効能・作用	胃・十二指腸潰瘍の改善
適応症	胃・十二指腸潰瘍・胃炎
副作用・中毒	便秘、吐き気、口内炎
要注意使用者	妊婦
総合危険度	★★
アレルギー	

ゲンタマイシン

使用対象品	皮膚薬
効能・作用	抗生物質・細菌の発育を抑制する
適応症	皮膚の感染症・けが・やけど
副作用・中毒	かゆみ、発疹、発赤、はれ
要注意使用者	抗生物質で過敏症を起こしたことのある人。持病のある人
総合危険度	★★
アレルギー	◎

ゲンチアナ

使用対象品	胃腸薬
効能・作用	健胃作用
適応症	食欲不振・消化不良
副作用・中毒	—
要注意使用者	—
総合危険度	★
アレルギー	

紅花【こうか】

使用対象品	婦人薬
効能・作用	浄血作用・血圧降下作用
適応症	婦人病・高血圧
副作用・中毒	変異原性がある
要注意使用者	妊婦
総合危険度	★★
アレルギー	

合成ケイ酸アルミニウム

使用対象品	胃腸薬
効能・作用	制酸剤・胃酸を中和させる
適応症	胃酸過多による胃痛・胸やけ・吐き気
副作用・中毒	下痢、便秘、軟便、食欲不振、吐き気
要注意使用者	透析を受けている人、高マグネシウム血症、心臓・肝臓に疾患のある人
総合危険度	★
アレルギー	

合成ヒドロタルサイト

使用対象品	胃腸薬
効能・作用	制酸剤・胃酸を中和させる
適応症	胃酸過多による胃痛・胸やけ・吐き気
副作用・中毒	下痢、軟便、食欲不振
要注意使用者	透析を受けている人。腎臓障害、心機能障害、高マグネシウム血症のある人
総合危険度	★
アレルギー	

コエンザイムQ10（ユビデカレノン）

使用対象品	強心剤
効能・作用	代謝性強心剤　心筋の酸素利用効率を改善し心臓の働きを高める
適応症	うっ血性心不全症状
副作用・中毒	胃部不快感、食欲不振、吐き気、下痢、発疹
要注意使用者	—
総合危険度	★
アレルギー	◎（発疹を起こすことがある）

コハク酸トコフェロール

使用対象品	ビタミン剤・肩こり・腰痛治療薬・痔疾治療剤
効能・作用	血行促進・血管壁強化・細胞の老化防止・疲労回復
適応症	肩こり・しもやけ・痔・疲労
副作用・中毒	発疹、下痢、便秘。不足すると、歩行失調・腱反射異常などのビタミンE欠乏症状を起こす
要注意使用者	—
総合危険度	★
アレルギー	

コハク酸トコフェロールカルシウム

使用対象品	ビタミン剤
効能・作用	血行促進・血管壁強化・細胞の老化防止・疲労回復
適応症	過酸化脂質の増加防止
副作用・中毒	下痢。不足すると、歩行失調・腱反射異常などのビタミンE欠乏症状を起こす
要注意使用者	—
総合危険度	★
アレルギー	

コバマミド

使用対象品	滋養強壮・ビタミン剤・点眼薬
効能・作用	代謝促進・赤血球を作るのに必要な物質・肝機能改善
適応症	眼精疲労・神経痛・肝臓障害
副作用・中毒	吐き気、嘔吐、発疹。不足すると、貧血などのビタミンB12欠乏症状を起こす
要注意使用者	—
総合危険度	★
アレルギー	◎

五味子【ごみし】

使用対象品	ぜんそく治療薬
効能・作用	咳どめ・下痢どめ作用
適応症	気管支炎・気管支ぜんそく
副作用・中毒	変異原性がある
要注意使用者	妊婦
総合危険度	★★
アレルギー	

コンドロイチン硫酸ナトリウム

使用対象品	滋養強壮・ビタミン剤・点眼薬
効能・作用	細胞の新陳代謝の活性化作用・尿量を増加し尿タンパクを減らす
適応症	軽度の腎炎・関節炎・神経痛・肩こり・肉体疲労
副作用・中毒	食欲不振、下痢
要注意使用者	この薬、またはこの薬を含んだ薬でアレルギーを起こしたことのある人
総合危険度	★
アレルギー	

柴胡【さいこ】

使用対象品	かぜ薬
効能・作用	解毒・解熱・鎮痛・鎮静作用
適応症	かぜ・頭痛・肝臓肥大
副作用・中毒	アレルギー肝炎を起こすことがある
要注意使用者	—
総合危険度	★
アレルギー	◎

柴胡桂枝乾姜湯【さいこけいしかんきょうとう】

使用対象品	かぜ薬
効能・作用	解熱鎮痛作用・解毒作用
適応症	かぜ・更年期障害・神経痛
副作用・中毒	発疹・かゆみなどの過敏症。アレルギー性肝臓障害、アレルギー性間質性肺炎
要注意使用者	狭心症、心筋梗塞のある人
総合危険度	★★
アレルギー	◎

柴胡桂枝湯【さいこけいしとう】

使用対象品	かぜ薬・胃腸薬
効能・作用	解熱鎮痛作用・解毒作用
適応症	かぜ・胃腸炎・神経痛・肝機能障害
副作用・中毒	発疹、かゆみなどの過敏症状が現われることがある。肝臓障害。膀胱炎。低カリウム血症の諸症状
要注意使用者	狭心症、心筋梗塞のある人
総合危険度	★★
アレルギー	◎

細辛【さいしん】

使用対象品	ぜんそく治療薬
効能・作用	鎮咳・去痰・鎮痛・利尿作用・新陳代謝を活性化する
適応症	—
副作用・中毒	発疹・かゆみなどの過敏症。変異原性がある
要注意使用者	妊婦
総合危険度	★★
アレルギー	◎

酢酸デキサメタゾン

使用対象品	皮膚薬
効能・作用	副腎皮質ホルモン（ステロイド）剤
適応症	アレルギー性皮膚炎・しっしん
副作用・中毒	熱感、皮膚刺激、接触皮膚炎、長期の使用によりステロイド禍
要注意使用者	糖尿病の人
総合危険度	★★★
アレルギー	◎

酢酸トコフェロール

使用対象品	ビタミン剤・肩こり・腰痛治療薬・皮膚薬・痔疾治療剤
効能・作用	血行促進・血管壁強化・細胞の老化防止・疲労回復
適応症	動脈硬化症・肩こり・しもやけ・痔・疲労
副作用・中毒	発疹などの過敏症、下痢、便秘。不足すると、歩行失調・腱反射異常などのビタミンE欠乏症状を起こす
要注意使用者	—
総合危険度	★
アレルギー	

酢酸ビソキサチン

使用対象品	便秘薬
効能・作用	蠕動運動の促進作用
適応症	便秘
副作用・中毒	吐き気、嘔吐、腹鳴、腹痛、過敏症
要注意使用者	この薬、またはこの薬を含んだ薬でアレルギーを起こしたことのある人。急性腹症の疑いのある人。重症の硬結便の人
総合危険度	★
アレルギー	

酢酸ヒドロキソコバラミン［ビタミンB12］

使用対象品	滋養強壮・ビタミン剤・点眼薬
効能・作用	代謝促進・赤血球を作るのに必要な物質・肝機能改善
適応症	眼精疲労・神経痛・肝臓障害
副作用・中毒	まれに発疹などの過敏症。不足すると、貧血などのビタミンB12欠乏症状を起こす
要注意使用者	—
総合危険度	★
アレルギー	

酢酸ヒドロコルチゾン

使用対象品	皮膚薬・痔疾治療剤
効能・作用	副腎皮質ホルモン（ステロイド）剤・炎症やアレルギーを抑える
適応症	皮膚炎・しっしん・虫さされ・痔
副作用・中毒	感染症、多毛、発疹。ステロイド剤としては弱いほうだが長期の使用によりステロイド特有の副作用を起こす
要注意使用者	この薬やステロイド剤でアレルギーを起こしたことのある人。細菌感染による皮膚炎を起こしている人
総合危険度	★★★
アレルギー	◎

酢酸プレドニゾロン

使用対象品	皮膚薬・点眼薬・痔疾治療剤
効能・作用	副腎皮質ホルモン（ステロイド）剤・炎症やアレルギーを抑える
適応症	結膜炎・角膜炎・皮膚炎・痔
副作用・中毒	刺激、感染症を誘発することがある。長期の使用によりステロイド特有の副作用を起こす
要注意使用者	過去にアレルギーのあった人、潰瘍性・真菌性・化膿性の角膜疾患の場合、糖尿病の人（点眼薬）
総合危険度	★★★
アレルギー	◎

サポニン

使用対象品	かぜ薬
効能・作用	鎮咳・去痰作用
適応症	気管支炎・扁桃腺炎・咽頭炎
副作用・中毒	胃粘膜を刺激する。下痢を起こすことがある。皮膚・粘膜に炎症を起こすことがある
要注意使用者	—
総合危険度	★
アレルギー	◎

サリチルアミド

使用対象品	かぜ薬・解熱鎮痛剤
効能・作用	解熱・鎮痛
適応症	発熱性のかぜ・頭痛・生理痛・歯痛
副作用・中毒	耳鳴り、めまい、食欲不振、胸やけ、悪心、嘔吐、発疹などの過敏症。大量に取ると、過呼吸、貧血、腎臓障害、肝臓障害を起こすことがある
要注意使用者	アスピリンなどに過敏症を起こしたことのある人
総合危険度	★★
アレルギー	◎

サリチル酸

使用対象品	皮膚薬・水虫薬
効能・作用	抗炎・鎮痛作用・かゆみどめ・殺菌作用・角質軟化溶解作用
適応症	皮膚炎・かゆみ・うおのめ・たこ・いぼ
副作用・中毒	皮膚や粘膜を刺激し発疹。角膜を剥離する
要注意使用者	この薬、またはこの薬を含んだ薬でアレルギーを起こしたことのある人
総合危険度	★★
アレルギー	◎

サリチル酸ジフェンヒロラミン

使用対象品	皮膚薬・肩こり・腰痛治療薬・酔いどめ薬
効能・作用	抗ヒスタミン剤
適応症	アレルギー性の症状・かゆみや皮膚炎・乗り物酔い
副作用・中毒	皮膚の発赤、はれ、かゆみ
要注意使用者	—
総合危険度	★
アレルギー	◎

サリチル酸メチル

使用対象品	肩こり・腰痛治療薬
効能・作用	抗炎・鎮痛剤
適応症	肩こり・腰痛
副作用・中毒	皮膚に対しては顕著な副作用はない
要注意使用者	—
総合危険度	★
アレルギー	

酸化亜鉛

使用対象品	皮膚薬・痔疾治療剤
効能・作用	収れん・保護剤
適応症	—
副作用・中毒	皮膚や粘膜を刺激する
要注意使用者	—
総合危険度	★★
アレルギー	◎

酸化マグネシウム

使用対象品	胃腸薬
効能・作用	制酸剤・胃酸を中和させる・胃粘膜保護・潰瘍再発防止
適応症	胃酸過多による胃痛・胸やけ・吐き気・胃潰瘍・十二指腸潰瘍
副作用・中毒	下痢
要注意使用者	高マグネシウム血症の人、心臓、肝臓に疾患のある人
総合危険度	★
アレルギー	

次亜鉛素酸ナトリウム

使用対象品	皮膚薬
効能・作用	殺菌作用
適応症	傷
副作用・中毒	皮膚、粘膜を刺激する
要注意使用者	この薬、またはこの薬を含んだ薬でアレルギーを起こしたことのある人
総合危険度	★
アレルギー	◎

ジアスターゼ

使用対象品	胃腸薬・整腸薬・下痢どめ
効能・作用	消化酵素・乳酸菌製剤・有益菌の発育促進・有害菌の発育阻止
適応症	胃弱・食欲不振・消化不良・下痢気味
副作用・中毒	軟便、下痢、発疹
要注意使用者	この薬、またはこの薬を含んだ薬でアレルギーを起こしたことのある人
総合危険度	★
アレルギー	◎

ジアスメン

使用対象品	胃腸薬
効能・作用	消化酵素
適応症	胃弱・食欲不振・消化不良
副作用・中毒	—
要注意使用者	—
総合危険度	★
アレルギー	

シアノコバラミン［ビタミンB12］

使用対象品	滋養強壮・ビタミン剤・点眼薬
効能・作用	代謝促進・赤血球を作るのに必要な物質・肝機能改善
適応症	眼精疲労・神経痛・肝臓障害
副作用・中毒	軽度の食欲不振、下痢。不足すると、貧血などのビタミンB12欠乏症状を起こす
要注意使用者	—
総合危険度	★
アレルギー	

地黄【じおう】

使用対象品	滋養強壮剤・婦人薬
効能・作用	増血・強壮・止血・鎮痛作用
適応症	貧血・滋養強壮
副作用・中毒	消化器官障害を起こすことがある
要注意使用者	胃腸の弱い人、下痢しやすい人
総合危険度	★★
アレルギー	

ジオクチルソジウムスルホサクシネート

使用対象品	便秘薬
効能・作用	便を軟化し、腸の動きを活発にする
適応症	便秘症
副作用・中毒	発疹などの過敏症、吐き気、腹痛、腹鳴など
要注意使用者	虫垂炎の疑いのある人、重症の硬結便、けいれん性の便秘の人。妊婦、授乳婦
総合危険度	★★
アレルギー	◎

ジクロピロクスオラミン

使用対象品	皮膚薬
効能・作用	抗真菌剤・白癬菌を抑える作用
適応症	白癬（水虫・たむし）・カンジダ
副作用・中毒	刺激、皮膚炎
要注意使用者	この薬、またはこの薬を含んだ薬でアレルギーを起こしたことのある人
総合危険度	★★
アレルギー	◎

紫根【しこん】

使用対象品	皮膚薬
効能・作用	消炎・鎮痛・解毒作用
適応症	しっしん・やけど
副作用・中毒	—
要注意使用者	—
総合危険度	★
アレルギー	

次サリチル酸ビスマス

使用対象品	整腸薬・下痢どめ
効能・作用	腸の収れん作用・腸の粘液分泌抑制
適応症	慢性の下痢
副作用・中毒	吐き気、食欲不振。長期の使用によりけいれんなどの運動神経障害や精神神経障害が現われる恐れがある
要注意使用者	消化管潰瘍のある人。妊婦。小児
総合危険度	★★
アレルギー	

次硝酸ビスマス

使用対象品	整腸薬・下痢どめ
効能・作用	腸の粘液分泌抑制・腸の収れん作用
適応症	慢性の下痢
副作用・中毒	吐き気、食欲不振、不安、頭痛、無気力、間代性マヒ、メトヘモグロビン血症
要注意使用者	—
総合危険度	★
アレルギー	

（L-）システイン

使用対象品	かぜ薬・滋養強壮剤
効能・作用	アミノ酸剤・タンパク質補給
適応症	タンパク質の吸収不良
副作用・中毒	吐き気、下痢
要注意使用者	—
総合危険度	★
アレルギー	

次炭酸ビスマス

使用対象品	整腸薬・下痢どめ
効能・作用	腸の収れん作用・腸の粘液分泌抑制
適応症	慢性の下痢
副作用・中毒	腹痛、吐き気、腹部膨満感
要注意使用者	—
総合危険度	★
アレルギー	

シッカニン

使用対象品	皮膚薬
効能・作用	抗真菌剤・白癬菌を抑える作用
適応症	白癬（水虫・たむし）
副作用・中毒	皮膚炎、かゆみ、刺激、熱感
要注意使用者	この薬、またはこの薬を含んだ薬でアレルギーを起こしたことのある人
総合危険度	★★
アレルギー	◎

ジフェニルジスルホン酸カルビノキサミン

使用対象品	かぜ薬・皮膚薬
効能・作用	抗ヒスタミン剤・アレルギー性の症状を抑える
適応症	アレルギー症状鼻炎・上気道炎
副作用・中毒	発疹などの過敏症、眠気、めまい、頭痛、悪心、胃痛
要注意使用者	緑内障、前立腺肥大等下部尿路に閉塞性疾患のある人
総合危険度	★★
アレルギー	◎

ジフェンヒドラミン

使用対象品	皮膚薬
効能・作用	抗ヒスタミン剤・アレルギー性の症状を抑える
適応症	じんましん・しっしん・虫さされ
副作用・中毒	皮膚の発赤、はれ、かゆみ
要注意使用者	妊婦
総合危険度	★
アレルギー	◎

ジプロフィリン

使用対象品	ぜんそく治療薬・酔いどめ薬
効能・作用	気管支拡張作用・心臓の収縮力を強める作用
適応症	気管支ぜんそく・気管支炎
副作用・中毒	頭痛、不眠、動悸、吐き気、下痢
要注意使用者	てんかん、甲状腺機能高進症の人。小児
総合危険度	★★
アレルギー	

シメチジン

使用対象品	胃腸薬
効能・作用	H2拮抗剤(H2ブロッカー)、胃酸分泌抑制作用、胃液分泌抑制作用
適応症	十二指腸潰瘍、胃潰瘍
副作用・中毒	消化器・肝・腎機能障害、血液障害、再生不良性貧血、頭痛、悪心、嘔吐、発疹、ショック。男性において乳房腫脹
要注意使用者	薬剤で過敏症を起こしたことがある人、授乳中、妊娠中及び妊娠希望の人、腎機能・肝機能障害のある人、高齢者、子供
総合危険度	★★★
アレルギー	◎（発疹、じんましんなどが発症することがある）

ジメチコン［ジメチルポリシロキサン］

使用対象品	胃腸薬・整腸薬
効能・作用	胃腸内のガス排除作用
適応症	ガスによる膨満感や胃鳴
副作用・中毒	胃部不快感、下痢
要注意使用者	—
総合危険度	★
アレルギー	

ジメンヒドリナート

使用対象品	酔いどめ薬
効能・作用	内耳の興奮を鎮める・吐き気やめまいを抑える
適応症	乗り物酔い・めまい
副作用・中毒	眠気、頭痛、しびれ、胃痛、胸やけ、耳鳴り、発疹、光線過敏症
要注意使用者	てんかん、甲状腺機能高進症のある人。妊婦
総合危険度	★
アレルギー	◎

芍薬【しゃくやく】

使用対象品	解熱鎮痛剤・胃腸薬・婦人病
効能・作用	解熱鎮痛作用・筋肉の緊張をゆるめる
適応症	頭痛・生理痛・歯痛・婦人病
副作用・中毒	発疹などの過敏症
要注意使用者	—
総合危険度	★
アレルギー	◎

車前草乾燥エキス

使用対象品	かぜ薬
効能・作用	消炎・利尿
適応症	咳どめ・下痢
副作用・中毒	—
要注意使用者	—
総合危険度	★
アレルギー	

臭化水素酸スコポラミン

使用対象品	胃腸薬・酔いどめ薬
効能・作用	抗コリン剤・胃腸の鎮痛や鎮痙・胃液の分泌抑制・神経を安定させる
適応症	胃痛・胃けいれん
副作用・中毒	悪心、嘔吐、発疹などの過敏症、顔面紅潮、倦怠感。大量に取ると呼吸中枢を抑制する
要注意使用者	この薬、またはこの薬を含んだ薬でアレルギーを起こしたことのある人。緑内障、前立腺肥大、ぜんそく、肝炎のある人
総合危険度	★★
アレルギー	◎

臭化水素酸デキストロメトルファン

使用対象品	かぜ薬
効能・作用	鎮咳剤・痰を出しやすくする
適応症	咳・痰
副作用・中毒	発疹などの過敏症、眠気、めまい、頭痛、吐き気
要注意使用者	この薬、またはこの薬を含んだ薬でアレルギーを起こしたことのある人。糖尿病の人
総合危険度	★★
アレルギー	◎

臭化チメピジウム

使用対象品	胃腸薬
効能・作用	鎮痙剤・けいれんを鎮め・痛みをやわらげる
適応症	胃炎・胃潰瘍・十二指腸潰瘍
副作用・中毒	目の調節障害、頭痛、めまい、発疹などの過敏症、便秘、動悸、排尿障害
要注意使用者	緑内障、前立腺肥大による排尿障害、重い心疾患の人。うっ血性心不全、不整脈、潰瘍性大腸炎、甲状腺機能高進症のある人
総合危険度	★★
アレルギー	◎

臭化ブチルスコポラミン

使用対象品	胃腸薬
効能・作用	胃腸の鎮痛や鎮痙・胃液の分泌を抑える
適応症	胃痛・胃けいれん
副作用・中毒	目の調節機能障害、便秘、排尿障害、頭痛。多用量で、めまい、耳鳴り、けいれん、意識喪失
要注意使用者	緑内障、前立腺肥大による排尿障害、重い心疾患の人。うっ血性心不全、不整脈、潰瘍性大腸炎、甲状腺機能高進症のある人
総合危険度	★★
アレルギー	

臭化メチルアトロピン

使用対象品	胃腸薬
効能・作用	胃腸の鎮痛や鎮痙・胃液の分泌を抑える
適応症	胃痛・胃けいれん・乗り物酔い
副作用・中毒	便秘、咽頭部不快感、悪心、食欲不振、腹部膨満感、顔面紅潮、倦怠感、過敏症
要注意使用者	緑内障、前立腺肥大のある人
総合危険度	★★
アレルギー	

臭化メチルアニソトロピン

使用対象品	胃腸薬
効能・作用	胃腸の鎮痛や鎮痙・胃液の分泌を抑える
適応症	胃痛・胃けいれん
副作用・中毒	目の調節機能障害、便秘、下痢、排尿障害、頭痛、発疹
要注意使用者	緑内障、前立腺肥大による排尿障害、重い心疾患の人。うっ血性心不全、不整脈、潰瘍性大腸炎、甲状腺機能高進症のある人
総合危険度	★★
アレルギー	

臭化メチルオクタトロピン

使用対象品	胃腸薬
効能・作用	胃腸の鎮痛や鎮痙・胃液の分泌を抑える
適応症	胃痛・胃けいれん
副作用・中毒	悪心、胸やけ、便秘、下痢、食欲不振、腹部膨満感、眠気、めまい、頭痛
要注意使用者	緑内障、前立腺肥大による排尿障害、重い心疾患の人
総合危険度	★★
アレルギー	

臭化メチルベナクチジウム

使用対象品	胃腸薬
効能・作用	胃腸の鎮痛や鎮痙・胃液の分泌を抑える
適応症	胃痛・胃けいれん
副作用・中毒	目の調節機能障害、便秘、下痢、排尿障害、頭痛
要注意使用者	緑内障、前立腺肥大による排尿障害、重い心疾患の人、うっ血性心不全、不整脈、潰瘍性大腸炎、甲状腺機能高進症のある人
総合危険度	★★
アレルギー	

酒石酸アリメマジン

使用対象品	かぜ薬
効能・作用	抗ヒスタミン剤・アレルギー性の症状を抑える
適応症	かぜによるアレルギー性の鼻みず・くしゃみ・咳など
副作用・中毒	発疹などの過敏症、眠気、めまい、頭痛、吐き気。大量の場合は、筋肉の緊張喪失と呼吸マヒ
要注意使用者	この薬、またはこの薬を含んだ薬でアレルギーを起こしたことのある人。緑内障、尿路に閉塞性疾患のある人。肝臓障害のある人
総合危険度	★★
アレルギー	◎

生姜【しょうきょう】

使用対象品	胃腸薬・かぜ薬
効能・作用	食欲増進・消化促進
適応症	嘔吐・膨満感
副作用・中毒	胃腸障害を起こすことがある
要注意使用者	—
総合危険度	★
アレルギー	

シ

市販薬

小柴胡湯【しょうさいことう】

使用対象品	かぜ薬・鎮痛解熱薬・胃腸薬
効能・作用	—
適応症	気管支炎・胃腸病・貧血・頭痛・疲労など
副作用・中毒	発疹・かゆみなどの過敏症。むくみ、血圧上昇、脱力感、不眠、鼻出血、肝機能障害、血圧上昇、膀胱炎、間質性肺炎
要注意使用者	体力が著しく低下している人。妊婦
総合危険度	★★
アレルギー	◎

硝酸イコザノール

使用対象品	皮膚薬
効能・作用	抗真菌剤・白癬菌を抑える作用
適応症	白癬（水虫・たむし）・カンジダ・膣炎・外陰膣炎
副作用・中毒	刺激、発赤、かゆみ、痛み
要注意使用者	この薬、またはこの薬を含んだ薬でアレルギーを起こしたことのある人
総合危険度	★★
アレルギー	◎

硝酸エコザノール

使用対象品	皮膚薬
効能・作用	抗真菌剤・白癬菌を抑える作用
適応症	白癬（水虫・たむし）・カンジダ・膣炎・外陰膣炎
副作用・中毒	刺激、発赤、かゆみ、痛み、皮膚炎、びらん
要注意使用者	この薬、またはこの薬を含んだ薬でアレルギーを起こしたことのある人
総合危険度	★★
アレルギー	◎

硝酸オキシコナゾール

使用対象品	水虫薬、たむし薬
効能・作用	抗真菌薬(イミダゾール系)、抗菌剤　白癬菌(水虫菌)を抑える作用
適応症	水虫、いんきんたむし、ぜにたむし
副作用・中毒	スイッチＯＴＣとしての市販後調査で、発赤、刺激感、接触皮膚炎、そう痒、水疱などの副作用が報告されている
要注意使用者	薬で過敏症やアレルギーを起こしたことのある人
総合危険度	★★
アレルギー	◎（皮膚炎、発赤などを起こすことがある）

硝酸スルコナゾール

使用対象品	水虫・たむし薬
効能・作用	抗真菌薬(イミダゾール系)　白癬菌(水虫菌)を抑える作用
適応症	白癬、カンジダ症、癜風
副作用・中毒	局所のそう痒感、刺激感・熱感、接触皮膚炎、発赤、紅斑、かぶれ、過敏症
要注意使用者	薬で過敏症やアレルギーを起こしたことのある人、授乳婦、妊婦、妊娠希望の人、小児、未熟児、新生児
総合危険度	★
アレルギー	◎（皮膚炎、発赤などを起こすことがある）

硝酸チアミン［ビタミンB1］

使用対象品	滋養強壮・ビタミン剤・かぜ薬
効能・作用	疲労回復・抵抗力強化・神経組織や筋肉の働きの改善・精神安定
適応症	神経痛・関節痛・疲労
副作用・中毒	特に副作用はない。不足すると、脚気・神経炎・便秘・浮腫・心肥大などビタミンB1欠乏症状が起こる
要注意使用者	—
総合危険度	★
アレルギー	

硝酸テトラヒドロゾリン

使用対象品	点鼻薬
効能・作用	血管収縮作用
適応症	充血
副作用・中毒	熱感、乾燥感、反応性充血が現われることがある。過敏症状が現われることがある
要注意使用者	閉塞隅角緑内障の人
総合危険度	★
アレルギー	◎

硝酸ナファゾリン

使用対象品	点鼻薬・点眼薬
効能・作用	抹消血管の収縮作用
適応症	目の充血・鼻づまり
副作用・中毒	眠気、頭痛、めまい、刺激や乾燥感
要注意使用者	緑内障のある人。冠状動脈疾患、甲状腺機能高進症、高血圧症、心疾患、糖尿病のある人、当薬のアレルギー経験者
総合危険度	★★
アレルギー	◎

硝酸ミコザノール

使用対象品	水虫薬
効能・作用	抗真菌薬(イミダゾール系)　白癬菌(水虫菌)を抑える作用
適応症	白癬、カンジダ症、癜風
副作用・中毒	主な副作用として、発赤・紅斑、そう痒感、接触性皮膚炎、びらん、刺激感、小水疱等の皮膚炎症状
要注意使用者	この薬で過敏症やアレルギーを起こしたことのある人、妊婦
総合危険度	★★
アレルギー	◎（皮膚炎、発赤などを起こすことがある）

小青竜湯【しょうせいりゅうとう】

使用対象品	かぜ薬・鼻炎薬
効能・作用	抗ヒスタミン作用
適応症	気管支炎・鼻炎
副作用・中毒	発疹、かゆみ、頭痛、不眠、むくみ、胃腸障害
要注意使用者	アルドステロン症、ミオパチー、低カリウム血症の人。胃の弱い人。心筋梗塞や狭心症などのある人
総合危険度	★★
アレルギー	◎

水酸化マグネシウム

使用対象品	胃腸薬
効能・作用	制酸剤・胃酸を中和させる・胃粘膜保護・潰瘍再発防止
適応症	胃酸過多による胃痛・胸やけ・吐き気・胃潰瘍・十二指腸潰瘍
副作用・中毒	長期の使用により高マグネシウム血症
要注意使用者	腎臓障害、心機能障害、下痢、高マグネシウム血症のある人
総合危険度	★
アレルギー	

スクラルファート

使用対象品	胃腸薬
効能・作用	胃粘膜保護作用・タンパク質の分解抑制
適応症	胃潰瘍・十二指腸潰瘍
副作用・中毒	便秘、吐き気、嘔吐
要注意使用者	透析を受けている人、心臓に疾患のある人
総合危険度	★
アレルギー	

スルコナゾール

使用対象品	水虫・たむし薬
効能・作用	抗真菌薬(イミダゾール系)　白癬菌(水虫菌)を抑える作用
適応症	白癬、カンジダ症、癜風
副作用・中毒	局所のそう痒感、刺激感・熱感、接触皮膚炎、発赤、紅斑、かぶれ、過敏症
要注意使用者	薬で過敏症やアレルギーを起こしたことのある人、授乳婦、妊婦、妊娠希望の人、小児、未熟児、新生児
総合危険度	★
アレルギー	◎（皮膚炎、発赤などを起こすことがある)

スルファジアミン

使用対象品	皮膚薬・細菌感染炎症
効能・作用	抗菌作用
適応症	目やに・結膜炎・細菌性の皮膚疾患・やけど・外傷
副作用・中毒	発疹、発赤、痛み、光線過敏症
要注意使用者	薬剤のアレルギーや中毒経験者、光線過敏症の人
総合危険度	★★★
アレルギー	◎

スルファメトキサゾール

使用対象品	点眼薬
効能・作用	抗菌作用
適応症	目やに・結膜炎
副作用・中毒	目の刺激、結膜充血、まぶたの発赤
要注意使用者	この薬、またはこの薬を含んだ薬でアレルギーを起こしたことのある人。薬物過敏症、アレルギー体質の人
総合危険度	★★★
アレルギー	◎

スルファメトキサゾールナトリウム

使用対象品	点眼薬
効能・作用	抗菌作用
適応症	目やに・結膜炎
副作用・中毒	目の刺激、結膜充血、まぶたの発赤
要注意使用者	この薬、またはこの薬を含んだ薬でアレルギーを起こしたことのある人。薬物過敏症、アレルギー体質の人
総合危険度	★★★
アレルギー	◎

スルフィソキサゾール

使用対象品	点眼薬
効能・作用	抗菌作用
適応症	目やに・結膜炎
副作用・中毒	目の刺激、結膜充血、まぶたの発赤
要注意使用者	この薬、またはこの薬を含んだ薬でアレルギーを起こしたことのある人。薬物過敏症、アレルギー体質の人
総合危険度	★★★
アレルギー	◎

スルフィソミジン

使用対象品	皮膚薬・細菌感染炎症・痔疾治療剤
効能・作用	抗菌作用
適応症	呼吸・泌尿・皮膚科の感染症
副作用・中毒	発疹、食欲不振、頭痛
要注意使用者	サルファ剤のアレルギー経験者。妊婦、肝臓・腎臓・血液の障害のある人
総合危険度	★★★
アレルギー	◎

スルフィソミジンナトリウム

使用対象品	点眼薬
効能・作用	抗菌作用
適応症	目やに・結膜炎
副作用・中毒	目の刺激、結膜充血、まぶたの発赤
要注意使用者	この薬、またはこの薬を含んだ薬でアレルギーを起こしたことのある人。薬物過敏症、アレルギー体質の人
総合危険度	★★★
アレルギー	◎

セアプローゼ

使用対象品	かぜ薬
効能・作用	消炎酵素剤
適応症	気管支炎・気管支ぜんそく
副作用・中毒	食欲不振、胃部不快感、悪心、嘔吐、下痢、発疹・発赤などの過敏症
要注意使用者	血液凝固異常、重い肝臓や腎臓障害のある人
総合危険度	★★
アレルギー	◎

セネガ

使用対象品	かぜ薬
効能・作用	鎮咳・去痰作用
適応症	咳
副作用・中毒	大量に取ると、嘔吐、下痢、食欲不振
要注意使用者	—
総合危険度	★
アレルギー	

セミアルカリプロティナーゼ

使用対象品	かぜ薬
効能・作用	鎮咳・去痰作用
適応症	咳
副作用・中毒	食欲不振、胃部不快感、悪心、嘔吐、下痢、発疹・発赤などの過敏症
要注意使用者	血液凝固異常、重い肝臓や腎臓障害のある人
総合危険度	★★
アレルギー	◎

セラチオペプチナーゼ

使用対象品	かぜ薬
効能・作用	鎮咳剤・痰を出しやすくする・消炎酵素剤
適応症	咳・痰・鼻炎・鼻づまり
副作用・中毒	食欲不振、胃部不快感、悪心、発疹、発赤
要注意使用者	血液凝固異常、重い肝臓や腎臓障害のある人
総合危険度	★★
アレルギー	◎

セラペプターゼ

使用対象品	かぜ薬
効能・作用	消炎酵素剤・炎症によるはれや痛みをやわらげる
適応症	かぜの症状・のどの痛み
副作用・中毒	食欲不振、胃部不快感、悪心、発疹、発赤
要注意使用者	血液凝固異常、重い肝臓や腎臓障害のある人、薬剤アレルギーを起こしたことのある人
総合危険度	★★
アレルギー	◎

川芎【せんきゅう】

使用対象品	婦人薬
効能・作用	補血・強壮・鎮痛作用
適応症	貧血・冷え性・月経不順・生理痛
副作用・中毒	消化器官障害を起こすことがある
要注意使用者	胃腸の弱い人、下痢しやすい人
総合危険度	★
アレルギー	

センナ

使用対象品	便秘薬
効能・作用	大腸を刺激し蠕動運動を促進
適応症	便秘
副作用・中毒	腹痛、吐き気、嘔吐
要注意使用者	けいれん性の便秘、重症の硬結便の人、急性腹部疾患のある人。妊婦
総合危険度	★★
アレルギー	

センノシド

使用対象品	便秘薬
効能・作用	大腸を刺激し蠕動運動を促進
適応症	便秘
副作用・中毒	腹痛、吐き気、嘔吐
要注意使用者	けいれん性の便秘、重症の硬結便の人、急性腹部疾患のある人。妊婦
総合危険度	★★
アレルギー	

当薬［千振］【せんぶり】

使用対象品	胃腸薬
効能・作用	毛細血管の拡張・利尿性健胃薬
適応症	胃カタル・胃酸過多・食欲不振
副作用・中毒	発疹などの過敏症、大量に取ったときにアルカローシスを起こすことがある
要注意使用者	腎臓障害のある人
総合危険度	★
アレルギー	◎

ソファルコン

使用対象品	胃腸薬
効能・作用	胃粘膜の修復、胃酸に対する防御機能
適応症	急性胃炎、慢性胃炎、胃潰瘍
副作用・中毒	肝機能障害、黄疸、便秘、口渇、胸やけ、発疹
要注意使用者	妊婦又は妊娠している可能性のある人、授乳中の人、小児
総合危険度	★
アレルギー	◎（発疹が発症することがある）

ソルビトール

使用対象品	便秘用浣腸
効能・作用	大腸を刺激し蠕動運動を促進・便を柔らかくする
適応症	便秘
副作用・中毒	腹痛、吐き気、嘔吐
要注意使用者	けいれん性の便秘、重症の硬結便の人。妊婦
総合危険度	★★
アレルギー	

大黄【だいおう】

使用対象品	便秘薬
効能・作用	大腸を刺激し蠕動運動を促進
適応症	便秘
副作用・中毒	発疹などの過敏症。消化器官障害を起こすことがある。変異原性がある
要注意使用者	妊婦
総合危険度	★★
アレルギー	◎

大黄甘草湯【だいおうかんぞうとう】

使用対象品	胃腸病・便秘薬
効能・作用	大腸を刺激し蠕動運動を促進
適応症	胃腸病・便秘・高血圧・動脈硬化・肥満症など
副作用・中毒	発疹などの過敏症。下痢、腹痛を起こすことがある。変異原性がある
要注意使用者	体力が著しく低下している人。妊婦
総合危険度	★★
アレルギー	◎

大柴胡湯【だいさいことう】

使用対象品	胃腸病
効能・作用	—
適応症	胃炎・胃腸病・便秘・高血圧・動脈硬化・肥満症など
副作用・中毒	発疹・かゆみを生じる。下痢、腹痛。むくみ、肝機能障害
要注意使用者	体力が著しく低下している人。妊婦
総合危険度	★★
アレルギー	◎

大棗【たいそう】

使用対象品	滋養強壮剤・婦人薬
効能・作用	緩和・強壮・利尿・鎮痛作用
適応症	咳・腹痛
副作用・中毒	発疹などの過敏症。胃腸障害を起こすことがある
要注意使用者	—
総合危険度	★
アレルギー	◎

タウリン［アミノエチルスルホン酸］

使用対象品	点眼薬・滋養強壮・ビタミン剤
効能・作用	筋肉細胞の活性化作用
適応症	筋肉疲労・眼精疲労
副作用・中毒	—
要注意使用者	—
総合危険度	★
アレルギー	

タカジアスターゼ

使用対象品	胃腸薬
効能・作用	消化酵素・消化促進・消化管の機能改善
適応症	胃弱・食欲不振・消化不良
副作用・中毒	発疹等の過敏症
要注意使用者	—
総合危険度	★
アレルギー	

炭酸水素ナトリウム［重曹］

使用対象品	胃腸薬・便秘用座剤
効能・作用	制酸剤・胃酸を中和させる
適応症	胃酸過多による胃痛・胸やけ・吐き気
副作用・中毒	むくみ
要注意使用者	高カルシウム血症。高窒素血症。高ナトリウム血症。妊娠中毒症で塩分制限している人
総合危険度	★★
アレルギー	

炭酸マグネシウム

使用対象品	胃腸薬
効能・作用	制酸剤・胃酸を中和させる
適応症	胃酸過多による胃痛・胸やけ・吐き気
副作用・中毒	下痢。大量に取ると高マグネシウム血症が現われることがある
要注意使用者	腎臓障害、心機能障害、肺機能障害、下痢、高マグネシウム血症のある人
総合危険度	★
アレルギー	

タンニン酸アルブミン

使用対象品	整腸薬・下痢どめ
効能・作用	腸の収れん作用・腸の粘液分泌抑制
適応症	慢性の下痢
副作用・中毒	腹痛、吐き気
要注意使用者	—
総合危険度	★
アレルギー	

タンニン酸ベルベリン

使用対象品	整腸薬・下痢どめ
効能・作用	腸の収れん作用・腸の粘液分泌抑制
適応症	慢性の下痢
副作用・中毒	腹痛、吐き気
要注意使用者	—
総合危険度	★
アレルギー	

チオコナゾール

使用対象品	皮膚薬・水虫薬
効能・作用	抗真菌剤
適応症	白癬菌・カンジダ菌感染症
副作用・中毒	皮膚のかゆみ、発赤、紅斑、刺激感
要注意使用者	この薬、またはこの薬を含んだ薬でアレルギーを起こしたことのある人
総合危険度	★
アレルギー	◎

チモール

使用対象品	うがい薬・肩こり・腰痛治療薬
効能・作用	局所麻酔作用・防腐剤（添加物）
適応症	のどの痛み・肩こり・腰痛
副作用・中毒	飲むと、上腹部痛、悪心、嘔吐。多用量は、中枢神経を刺激し錯乱と多弁を起こす
要注意使用者	この薬、またはこの薬を含んだ薬でアレルギーを起こしたことのある人
総合危険度	★★
アレルギー	

チ

市販薬

丁子【ちょうじ】

使用対象品	胃腸薬
効能・作用	消化機能促進・整腸
適応症	消化不良
副作用・中毒	多用量により局所に刺激。変異原性がある
要注意使用者	妊婦
総合危険度	★★
アレルギー	

丁子油【ちょうじゆ】

使用対象品	トローチ・歯周病薬
効能・作用	鎮痛作用・局所麻酔作用
適応症	のどの痛み
副作用・中毒	多用量により局所に刺激
要注意使用者	—
総合危険度	★
アレルギー	

沈降炭酸カルシウム

使用対象品	胃腸薬
効能・作用	制酸剤・胃酸を中和させる
適応症	胃酸過多による胃痛・胸やけ・吐き気
副作用・中毒	悪心、便秘、高カルシウム血症。長期の使用や大量に取った場合に、腎結石、尿路結石が起きることがある
要注意使用者	高カルシウム血症や結石のある人
総合危険度	★
アレルギー	

テオフィリン

使用対象品	かぜ薬・咳どめ薬
効能・作用	気管支拡張作用
適応症	気管支ぜんそく・気管支炎
副作用・中毒	発疹などの過敏症、興奮、不安、頭痛、不眠、めまい、動悸、顔のほてり、吐き気、腹痛、消化管潰瘍、けいれんなど
要注意使用者	てんかん、甲状腺機能高進症、急性腎炎、うっ血性心不全、肝臓障害のある人。当薬のアレルギー。妊婦。小児
総合危険度	★★★
アレルギー	◎

デビトロコール酸

使用対象品	胃腸薬
効能・作用	胆汁の分泌促進
適応症	胆石・肝臓病
副作用・中毒	吐き気、軟便、下痢
要注意使用者	胆道が閉塞している人、重い肝臓障害や胆道疾患のある人は、症状を悪化させる恐れがある
総合危険度	★★
アレルギー	

とうがらしエキス

使用対象品	肩こり・腰痛治療薬
効能・作用	血行促進
適応症	肩こり・腰痛
副作用・中毒	皮膚に刺激、発赤
要注意使用者	アレルギー体質の人
総合危険度	★★
アレルギー	◎

当帰【とうき】

使用対象品	婦人薬
効能・作用	増血・血行促進・強壮・鎮痛作用
適応症	月経不順・冷え性・しもやけ・貧血
副作用・中毒	発疹などの過敏症。消化器官障害を起こすことがある。変異原性がある
要注意使用者	妊婦
総合危険度	★★
アレルギー	◎

トラネキサム酸

使用対象品	かぜ薬
効能・作用	止血作用
適応症	扁桃炎・出血性の炎症
副作用・中毒	食欲不振、吐き気、下痢、胸やけ
要注意使用者	血栓のある人、この薬、またはこの薬を含んだ薬でアレルギーを起こしたことのある人
総合危険度	★★
アレルギー	

トリアムシノロンアセテート

使用対象品	皮膚薬
効能・作用	副腎皮質ホルモン（ステロイド）剤・炎症やアレルギーを抑える
適応症	しっしん・皮膚炎・虫さされ・やけど・凍傷
副作用・中毒	刺激、過敏症、多毛、毛細血管の拡張、顔面紅斑、長期の使用によりステロイド禍
要注意使用者	過去にアレルギー経験のある人、細菌感染による皮膚炎、糖尿病の人
総合危険度	★★★
アレルギー	◎

トルナフタート

使用対象品	水虫薬
効能・作用	白癬菌を殺す作用
適応症	白癬（水虫・たむし）
副作用・中毒	刺激、発赤、皮膚炎
要注意使用者	この薬、またはこの薬を含んだ薬でアレルギーを起こしたことのある人
総合危険度	★
アレルギー	◎

ナイアシン

使用対象品	滋養強壮・ビタミン剤
効能・作用	性ホルモンの合成に必要・代謝改善・末梢血管拡張・消化器官改善
適応症	ニコチン酸欠乏症・口舌炎・口内炎・胃腸炎・皮膚炎・神経症状
副作用・中毒	発疹などの過敏症、顔や皮膚の紅潮、吐き気、めまい
要注意使用者	重症の低血圧、動脈出血のある人は使用できない。消化性潰瘍、肝疾患、胆のう疾患のある人。当薬のアレルギー経験者
総合危険度	★★
アレルギー	◎

ナイスタチン

使用対象品	皮膚薬
効能・作用	抗生物質
適応症	カンジダ症
副作用・中毒	発疹などの過敏症、吐き気、下痢
要注意使用者	妊婦
総合危険度	★★
アレルギー	◎

ニコチン

使用対象品	禁煙補助薬（ガム）
効能・作用	ニコチン切れによる離脱症状をやわらげる
適応症	禁煙の補助
副作用・中毒	口内炎、咽頭痛、味覚の異常、頭痛、めまい、ほてり、動悸、吐き気
要注意使用者	狭心症が頻発しているとき、心筋梗塞の直後、重い不整脈、脳卒中の後、妊娠中の人
総合危険度	★
アレルギー	

ニコチン酸

使用対象品	滋養強壮・ビタミン剤
効能・作用	性ホルモンの合成に必要・代謝改善・末梢血管拡張・消化器官改善
適応症	ニコチン酸欠乏症・口舌炎・口内炎・胃腸炎・皮膚炎・神経症状
副作用・中毒	発疹などの過敏症、顔や皮膚の紅潮、吐き気、めまい
要注意使用者	重症の低血圧、動脈出血のある人は使用できない。消化性潰瘍、肝疾患、胆のう疾患のある人。当薬のアレルギー経験者
総合危険度	★★
アレルギー	◎

ニコチン酸アミド

使用対象品	滋養強壮・ビタミン剤・肩こり・腰痛用内服剤
効能・作用	性ホルモンの合成に必要・代謝改善・末梢血管拡張・消化器官改善
適応症	ニコチン酸欠乏症・口舌炎・口内炎・胃腸炎・皮膚炎・神経症状
副作用・中毒	発疹などの過敏症、顔や皮膚の紅潮、吐き気、めまい
要注意使用者	重症の低血圧、動脈出血のある人は使用できない。消化性潰瘍、肝疾患、胆のう疾患のある人。当薬のアレルギー経験者
総合危険度	★★
アレルギー	◎

乳酸菌

使用対象品	整腸薬・下痢どめ
効能・作用	有益菌の発育促進・有害菌の発育阻止
適応症	腸弱・下痢気味
副作用・中毒	ない
要注意使用者	—
総合危険度	★
アレルギー	

尿素

使用対象品	皮膚薬
効能・作用	乾燥防止・保湿剤・皮膚の角質化の改善
適応症	乾皮症・アトピー性皮膚炎
副作用・中毒	皮膚の痛み、かゆみ、紅斑
要注意使用者	炎症や亀裂を起こしているところには使用できない
総合危険度	★★
アレルギー	◎

人参【にんじん】

使用対象品	強心剤・滋養強壮剤
効能・作用	心臓の収縮力を強める・滋養強壮効果・利尿作用
適応症	動悸・息切れ・強壮・肉体疲労
副作用・中毒	発疹、むくみ。血圧上昇、胃腸障害、アレルギー性肝炎を起こす場合がある
要注意使用者	—
総合危険度	★★
アレルギー	

ノスカピン

使用対象品	かぜ薬・トローチ
効能・作用	鎮咳剤・痰を出しやすくする
適応症	かぜ・咳
副作用・中毒	めまい、頭痛、発疹
要注意使用者	この薬、またはこの薬を含んだ薬でアレルギーを起こしたことのある人
総合危険度	★
アレルギー	◎

麦門冬【ばくもんとう】

使用対象品	かぜ薬・滋養強壮剤・婦人薬
効能・作用	滋養・強壮・解熱作用・消炎・鎮咳作用
適応症	気管支炎・気管支ぜんそく
副作用・中毒	発疹などの過敏症。長期の使用により、アルドステロン症、ミオパチーが現われることがある
要注意使用者	狭心症、心筋梗塞のある人。アレルギー体質の人
総合危険度	★
アレルギー	◎

バシトラシン

使用対象品	皮膚薬
効能・作用	抗生物質・化膿菌の活動を抑える
適応症	化膿性の皮膚炎・口内炎
副作用・中毒	発疹などの過敏症、吐き気、食欲不振、下痢
要注意使用者	妊婦
総合危険度	★★
アレルギー	◎

ハッカ油

使用対象品	歯周病薬
効能・作用	局所麻酔作用
適応症	歯槽膿漏・歯肉炎
副作用・中毒	じんましん、紅潮などの過敏症が現われることがある。大量に取ると、血圧上昇、中枢神経興奮、マヒが現われることがある
要注意使用者	—
総合危険度	★
アレルギー	◎

ハトムギ［ヨクイニン］

使用対象品	皮膚薬・便秘薬・滋養強壮・ビタミン剤
効能・作用	皮膚の新陳代謝を高める
適応症	いぼ
副作用・中毒	まれに胃部不快感、下痢
要注意使用者	—
総合危険度	★
アレルギー	

パルミチン酸レチノール［ビタミンA］

使用対象品	滋養強壮・ビタミン剤・皮膚薬
効能・作用	皮膚粘膜の血行促進や軟化作用・体力回復・抗ガン作用がある
適応症	夜盲症や乾燥眼炎などビタミンA欠乏症・疲労・皮膚疾患
副作用・中毒	急性のとき、嘔吐、不眠、腹痛、頭痛。慢性のとき、倦怠感、脱毛。取りすぎると、過剰症（→25ページ参照）
要注意使用者	過剰に取っている妊婦
総合危険度	★
アレルギー	

ハロプロジン

使用対象品	水虫薬
効能・作用	白癬菌の発育を阻止する
適応症	水虫
副作用・中毒	刺激、発赤、紅斑、皮膚炎、かゆみ
要注意使用者	この薬、またはこの薬を含んだ薬でアレルギーを起こしたことのある人
総合危険度	★
アレルギー	◎

パンクレアチン

使用対象品	胃腸薬
効能・作用	消化酵素
適応症	消化不良
副作用・中毒	くしゃみ、流涙、皮膚発赤等の過敏症
要注意使用者	この薬、またはこの薬を含んだ薬でアレルギーを起こしたことのある人
総合危険度	★
アレルギー	◎

半夏【はんげ】

使用対象品	かぜ薬・胃腸薬
効能・作用	利尿作用・咳どめ
適応症	咳・痰・のどの痛み・嘔吐・胃痛
副作用・中毒	自律神経症状（不眠、動悸、発汗、血圧上昇）を生じる
要注意使用者	妊婦
総合危険度	★
アレルギー	

パンテチン

使用対象品	滋養強壮・ビタミン剤
効能・作用	炭水化物や脂肪の代謝に必要な酵素・角膜や網膜の代謝促進
適応症	パントテン酸欠乏症・高脂血症・しっしん・皮膚炎・便秘
副作用・中毒	軟便、食欲不振、吐き気
要注意使用者	—
総合危険度	★
アレルギー	

パンテノール［パントテニールエチルエーテル］

使用対象品	滋養強壮・ビタミン剤・点眼薬
効能・作用	炭水化物や脂肪の代謝に必要な酵素・角膜や網膜の代謝促進
適応症	パントテン酸欠乏症・皮膚炎・眼精疲労・充血
副作用・中毒	軟便、食欲不振、吐き気
要注意使用者	—
総合危険度	★
アレルギー	

パントテン酸カルシウム

使用対象品	滋養強壮・ビタミン剤・点眼薬
効能・作用	炭水化物や脂肪の代謝に必要な酵素・角膜や網膜の代謝促進
適応症	パントテン酸欠乏症・皮膚炎・眼精疲労・充血
副作用・中毒	ない
要注意使用者	—
総合危険度	★
アレルギー	

パントテン酸ナトリウム

使用対象品	滋養強壮・ビタミン剤・点眼薬
効能・作用	炭水化物や脂肪の代謝に必要な酵素・角膜や網膜の代謝促進
適応症	パントテン酸欠乏症・皮膚炎・眼精疲労・充血
副作用・中毒	—
要注意使用者	—
総合危険度	★
アレルギー	

ビオジアスターゼ

使用対象品	胃腸薬・整腸薬・下痢どめ
効能・作用	消化酵素・乳酸菌製剤・有益菌の発育促進・有害菌の発育阻止
適応症	胃弱・食欲不振・消化不良・下痢気味
副作用・中毒	軟便、下痢、発疹
要注意使用者	この薬、またはこの薬を含んだ薬でアレルギーを起こしたことのある人
総合危険度	★
アレルギー	◎

ビオスミン

使用対象品	整腸薬・下痢どめ
効能・作用	乳酸菌製剤・有益菌の発育促進・有害菌の発育阻止
適応症	腸弱・下痢気味
副作用・中毒	腹部膨満感、下痢
要注意使用者	—
総合危険度	★
アレルギー	

ビオチン［ビタミンH］

使用対象品	滋養強壮・ビタミン剤
効能・作用	—
適応症	しっしん・皮膚炎
副作用・中毒	—
要注意使用者	—
総合危険度	★
アレルギー	

ピコスルファートナトリウム

使用対象品	便秘薬
効能・作用	大腸の蠕動運動を活発にする
適応症	便秘
副作用・中毒	腹痛、腹鳴、悪心、嘔吐
要注意使用者	急性腹部疾患（虫垂炎、腸出血、潰瘍性結腸炎）のある人。妊婦
総合危険度	★
アレルギー	

ビサコジル

使用対象品	便秘薬・便秘用座剤
効能・作用	大腸を刺激し蠕動運動を促進
適応症	便秘
副作用・中毒	直腸の刺激、直腸炎、腹痛、肛門痛
要注意使用者	肛門裂傷、潰瘍性痔核、けいれん性便秘、重症の硬結便の人。妊婦
総合危険度	★★
アレルギー	

ビスベンチアミン［ビタミンB1］

使用対象品	滋養強壮・ビタミン剤・かぜ薬
効能・作用	疲労回復・抵抗力強化・神経組織や筋肉の働きの改善・精神安定
適応症	神経痛・関節痛・疲労
副作用・中毒	軽度の食欲不振、胸やけ、吐き気、軟便、下痢。不足すると、脚気・神経炎・便秘・浮腫・心肥大などビタミンB1欠乏症状
要注意使用者	—
総合危険度	★
アレルギー	

ビタミンA［パルミチン酸レチノール］

使用対象品	滋養強壮・ビタミン剤・皮膚薬
効能・作用	皮膚粘膜の血行促進や軟化作用・体力回復・抗ガン作用がある
適応症	夜盲症や乾燥眼炎などビタミンA欠乏症・疲労・皮膚疾患
副作用・中毒	急性のとき、嘔吐、不眠、腹痛、頭痛。慢性のとき、倦怠感、脱毛。取りすぎると、過剰症。動物実験では催奇形性の報告がある
要注意使用者	過剰に取っている妊婦
総合危険度	★
アレルギー	

ビタミンB1［硝酸チアミン］

使用対象品	滋養強壮・ビタミン剤・かぜ薬
効能・作用	疲労回復・抵抗力強化・神経組織や筋肉の働きの改善・精神安定
適応症	神経痛・関節痛・疲労
副作用・中毒	特に副作用はない。不足すると、脚気・神経炎・便秘・浮腫・心肥大などビタミンB1欠乏症状を起こす
要注意使用者	—
総合危険度	★
アレルギー	

ビタミンB12［シアノコバラミン］

使用対象品	滋養強壮・ビタミン剤・点眼薬
効能・作用	代謝促進・赤血球を作るのに必要な物質・肝機能改善
適応症	眼精疲労・神経痛・肝臓障害
副作用・中毒	発疹などの過敏症、軽度の食欲不振、下痢。不足すると、貧血などのビタミンB12欠乏症状を起こす
要注意使用者	—
総合危険度 アレルギー	★

ビタミンB1誘導体

使用対象品	滋養強壮・ビタミン剤・かぜ薬・酔いどめ
効能・作用	疲労回復・抵抗力強化・神経組織や筋肉の働きの改善・精神安定
適応症	神経痛・関節痛・疲労
副作用・中毒	発疹などの過敏症、吐き気、軽度の食欲不振、下痢。不足すると、脚気・神経炎・便秘・浮腫・心肥大などのビタミンB1欠乏症状を起こす
要注意使用者	—
総合危険度 アレルギー	★

ビタミンB2［リボフラビン］

使用対象品	滋養強壮・ビタミン剤・かぜ薬
効能・作用	栄養素の代謝促進・肝臓機能や細胞の働きをよくする
適応症	皮膚や粘膜の炎症・高脂血症
副作用・中毒	特に副作用はない。不足すると、口唇炎・口角炎・角膜炎などのビタミンB2欠乏症状を起こす
要注意使用者	—
総合危険度 アレルギー	★

ビタミンB6［塩酸ピリドキシン］

使用対象品	点眼薬・皮膚薬・肩こり・腰痛治療薬・滋養強壮・ビタミン剤・酔いどめ
効能・作用	代謝促進・アミノ酸やタンパク質の代謝をよくする・肝機能を改善
適応症	ビタミンB6欠乏による諸症状
副作用・中毒	特に副作用はない。不足すると、口角炎・舌炎・しっしん・皮膚炎・目のかゆみ・充血・疲れ目・肩こり・貧血などビタミンB6欠乏による症状を起こす
要注意使用者	—
総合危険度	★
アレルギー	

ビタミンC

使用対象品	滋養強壮・ビタミン剤・かぜ薬
効能・作用	感染症防止・体力回復・血管壁強化・皮膚メラニン減少
適応症	鼻血・血尿・副腎皮質機能障害・皮膚の色素沈着
副作用・中毒	軽度の吐き気、嘔吐、下痢。不足すると、壊血病・皮下出血・貧血などのビタミンC欠乏症状を起こす
要注意使用者	—
総合危険度	★
アレルギー	

ビタミンD

使用対象品	滋養強壮・ビタミン剤・皮膚薬
効能・作用	カルシウムの吸収や骨の発育の促進・新陳代謝を活性化
適応症	ビタミンD欠乏症（子供はくる病・大人は骨軟化症・骨粗鬆症）
副作用・中毒	食欲不振、胃痛、むかつき、下痢、肝機能障害、発疹、不眠、頭痛など。多すぎると高カルシウム血症
要注意使用者	この薬、またはこの薬を含んだ薬でアレルギーを起こしたことのある人
総合危険度	★
アレルギー	◎

ビタミンE

使用対象品	ビタミン剤・肩こり・腰痛治療薬・痔疾治療剤
効能・作用	血行促進・血管壁強化・細胞の老化防止・疲労回復
適応症	動脈硬化症・肩こり・しもやけ・痔・疲労
副作用・中毒	発疹などの過敏症、下痢、便秘。不足すると、歩行失調・腱反射異常などのビタミンE欠乏症状を起こす
要注意使用者	—
総合危険度	★
アレルギー	

ヒドロキソコバラミン［ビタミンB12］

使用対象品	滋養強壮・ビタミン剤・点眼薬
効能・作用	代謝促進・赤血球を作るのに必要な物質・肝機能改善
適応症	眼精疲労・神経痛・肝臓障害
副作用・中毒	まれに発疹などの過敏症。不足すると、貧血などのビタミンB12欠乏症状を起こす
要注意使用者	—
総合危険度	★
アレルギー	

ヒドロコルチゾン

使用対象品	皮膚薬
効能・作用	ステロイド剤・炎症を強力に抑える
適応症	さまざまな炎症
副作用・中毒	糖尿病、月経異常、ムーンフェイス、吐き気、口の渇き、食欲高進、鬱、筋肉痛、多毛、脱毛、発熱、疲労感。長期の使用によりステロイド禍
要注意使用者	消化性潰瘍、精神病、緑内障、高血圧症、血栓症、感染症、骨粗鬆症、腎不全、糖尿病、うっ血性心不全、肝硬変のある人。妊婦
総合危険度	★★★
アレルギー	◎

ヒ

市販薬

ヒドロタルシト

使用対象品	胃腸薬
効能・作用	制酸剤・胃酸を中和させる
適応症	胃酸過多による胃痛・胸やけ・吐き気
副作用・中毒	下痢、軟便、食欲不振
要注意使用者	透析を受けている人。腎臓障害、心機能障害、高マグネシウム血症のある人
総合危険度	★
アレルギー	

ビフィズス菌

使用対象品	整腸薬・下痢どめ
効能・作用	乳酸菌・有益菌の発育促進・有害菌の発育阻止
適応症	腸弱・下痢気味
副作用・中毒	腹部膨満感、下痢
要注意使用者	—
総合危険度	★
アレルギー	

ヒベンズ酸チペピジン

使用対象品	かぜ薬、咳止め薬、シロップ剤
効能・作用	鎮咳去痰剤、気管腺分泌亢進・排出促進作用
適応症	かぜ、咽喉頭炎、鼻カタル、急性・慢性気管支炎、肺炎、肺結核、気管支拡張症
副作用・中毒	食欲不振、胃の不快感、口渇、便秘、下痢、眠気、ねむけ、不眠、興奮、めまい、ふらつき、ショック症状、過敏症
要注意使用者	この薬で過敏症やアレルギーを起こしたことのある人、授乳婦、妊婦、妊娠希望の人、高齢者
総合危険度	★★
アレルギー	◎（発疹、かゆみやショック症状を起こすことがある）

ヒ

市販薬

ビホナゾール

使用対象品	水虫薬
効能・作用	抗真菌薬（イミダゾール系）　白癬菌（水虫菌）を抑える作用
適応症	白癬、カンジダ症、癜風
副作用・中毒	接触皮膚炎、局所の刺激感、発赤・紅斑、発疹、掻痒、びらん、鱗屑、亀裂
要注意使用者	この薬で過敏症やアレルギーを起こしたことのある人、妊婦
総合危険度	★★
アレルギー	◎（皮膚炎、発赤などを起こすことがある）

ピロキシカム

使用対象品	皮膚塗り薬・貼り薬
効能・作用	非ステロイド抗炎症剤、抗炎症作用、鎮痛作用
適応症	関節リウナチ、関節炎、肩こり、腰痛
副作用・中毒	喘息発作誘発、過敏症、感染症の慢性化、湿疹、皮膚炎、そう痒感、発赤、発疹、粃糠様落せつ
要注意使用者	薬で過敏症やアレルギーを起こしたことのある人、授乳婦、妊婦、妊娠希望の人、高齢者、小児、気管支喘息（アスピリン喘息含む）の人
総合危険度	★★
アレルギー	◎（しっしん、皮膚炎を起こすことがある）

ピロールニトリン

使用対象品	皮膚薬
効能・作用	抗真菌剤・白癬菌を抑える作用
適応症	白癬（水虫・たむし）
副作用・中毒	刺激、かゆみ、熱感、紅斑、はれ、発赤
要注意使用者	この薬、またはこの薬を含んだ薬でアレルギーを起こしたことのある人
総合危険度	★★
アレルギー	◎

ヒ

市販薬

ファモチジン

使用対象品	胃腸薬
効能・作用	H2拮抗剤(H2ブロッカー)、胃酸・胃液分泌抑制、胃出血抑制
適応症	十二指腸潰瘍、胃潰瘍、胃炎、胃痛、むかつき、胸やけ、もたれ
副作用・中毒	消化器・肝・腎機能障害、血液障害、再生不良性貧血、頭痛、悪心、嘔吐、発疹、ショック。男性において乳房腫脹
要注意使用者	薬剤で過敏症を起こしたことがある人、授乳中、妊娠中及び妊娠希望の人、腎機能・肝機能障害のある人、高齢者、子供
総合危険度	★★★
アレルギー	◎（発疹や発赤を起こす恐れがある）

フェカリス菌

使用対象品	整腸薬・下痢どめ
効能・作用	乳酸菌・有益菌の発育促進・有害菌の発育阻止
適応症	腸弱・下痢気味
副作用・中毒	腹部膨満感、下痢
要注意使用者	—
総合危険度	★
アレルギー	

フェニルヨードウンデシノエート

使用対象品	水虫薬
効能・作用	抗白癬菌薬
適応症	水虫・しらくも・いんきん
副作用・中毒	発赤、刺激、疼痛、接触性皮膚炎
要注意使用者	本剤あるいはヨウ素に対して過敏症のある人
総合危険度	★★
アレルギー	◎

フ

市販薬

フェニレフリン

使用対象品	かぜ薬・鼻炎薬・皮膚薬・痔疾治療剤
効能・作用	血管収縮剤・止血作用
適応症	出血性の炎症
副作用・中毒	頭痛、眼痛、粘膜に刺激。多用量は頭痛、高血圧、動悸、嘔吐
要注意使用者	高血圧症、動脈硬化、心疾患、糖尿病、甲状腺機能高進症の人。小児
総合危険度	★★
アレルギー	

フェノールフタレイン

使用対象品	便秘薬
効能・作用	大腸を刺激し蠕動運動を促進
適応症	便秘
副作用・中毒	紅斑発疹、じんましん、タンパク尿、胃炎、舌潰瘍
要注意使用者	アレルギー体質の人
総合危険度	★★
アレルギー	◎

フェルビナク

使用対象品	外用鎮痛消炎薬
効能・作用	関節・腱・筋肉の炎症による鎮痛・消炎
適応症	肩こり、腰痛、関節症、腰痛症 、筋肉痛、テニス肘
副作用・中毒	そう痒、皮膚炎、発赤、接触皮膚炎、刺激感、水疱
要注意使用者	本剤に過敏症の既往歴のある人、ぜんそくの人また過去になった人、妊婦または妊娠している可能性のある人、小児
総合危険度	★★
アレルギー	◎

フ

市販薬

フェンジゾ酸クロペラスチン

使用対象品	かぜ薬
効能・作用	鎮咳剤
適応症	かぜ・咳・気管支炎
副作用・中毒	悪心、食欲不振、眠気
要注意使用者	—
総合危険度	★
アレルギー	

フェンプロバメート

使用対象品	かぜ薬・肩こり・腰痛治療薬
効能・作用	精神安定剤・鎮痛作用・筋弛緩作用
適応症	筋肉痛・関節痛
副作用・中毒	発疹など過敏症、眠気、頭痛、吐き気
要注意使用者	この薬、またはこの薬を含んだ薬でアレルギーを起こしたことのある人。肝臓・腎臓障害のある人。妊婦
総合危険度	★★
アレルギー	◎

附子【ぶし】

使用対象品	強心剤
効能・作用	新陳代謝促進・鎮痛・保温・利尿作用
適応症	
副作用・中毒	アレルギー肝炎を起こすことがある。長期の使用によって失明することがある。大量に取ると、附子中毒（味覚障害、しびれ、むくみ）を起こす
要注意使用者	妊婦、小児は中毒を起こしやすい
総合危険度	★★★
アレルギー	

フ

市販薬

ブフェキサマック

使用対象品	皮膚薬
効能・作用	非ステロイド系の抗炎鎮痛剤
適応症	しっしん・皮膚炎・アトピー性皮膚炎・日光皮膚炎
副作用・中毒	刺激、かゆみ、熱感、乾燥、はれ
要注意使用者	この薬、またはこの薬を含んだ薬でアレルギーを起こしたことのある人
総合危険度	★★
アレルギー	◎

フマル酸クレマスチン

使用対象品	総合感冒薬、咳止め薬
効能・作用	抗ヒスタミン剤、抗コリン作用
適応症	アレルギー性鼻炎、くしゃみ、鼻水
副作用・中毒	ねむけ、尿量減少、口の渇き、胃の不快感、眼圧上昇、興奮、けいれん、過敏症
要注意使用者	薬物過敏症、緑内障・前立腺肥大・幽門十二指腸通過障害・けいれん性疾患のある人、妊婦、授乳婦、高齢者、小児
総合危険度	★★
アレルギー	◎

フラビンアデニンジヌクレオチドナトリウム［活性型ビタミンB2］

使用対象品	ビタミン剤・点眼薬・皮膚薬
効能・作用	栄養素の代謝促進・角膜の毛細血管の蘇生増殖作用
適応症	口内炎・しっしん・結膜炎・目のかゆみ・充血・疲れ目
副作用・中毒	発赤、かゆみ。不足すると、口唇炎・口角炎・角膜炎などのビタミンB2欠乏症状を起こす
要注意使用者	—
総合危険度	★
アレルギー	

フルオシノロンアセトニド

使用対象品	皮膚薬
効能・作用	副腎皮質ホルモン（ステロイド）剤・炎症やアレルギーを抑える
適応症	しっしん・皮膚炎・虫さされ
副作用・中毒	かゆみ、乾燥感、長期の使用により感染症
要注意使用者	この薬やステロイド剤でアレルギーを起こしたことのある人。糖尿病の人
総合危険度	★★★
アレルギー	◎

フルスルチアミン［ビタミンB1］

使用対象品	滋養強壮・ビタミン剤・かぜ薬
効能・作用	疲労回復・抵抗力強化・神経組織や筋肉の働きの改善・精神安定
適応症	神経痛・関節痛・疲労
副作用・中毒	発疹などの過敏症、吐き気、悪心、下痢。不足すると、脚気・神経炎・便秘・浮腫・心肥大などのビタミンB1欠乏症状
要注意使用者	—
総合危険度	★
アレルギー	

ブロムワレリル尿素

使用対象品	解熱鎮痛剤
効能・作用	催眠鎮静剤
適応症	不眠症・不安症
副作用・中毒	発疹などの過敏症、吐き気、頭痛。依存症になることがある。6グラムで中毒症状が現われ、30〜50グラムを服用すると呼吸障害による死の危険
要注意使用者	この薬、またはこの薬を含んだ薬でアレルギーを起こしたことのある人。肝臓障害、腎臓障害のある人。妊婦。高齢者
総合危険度	★★★
アレルギー	◎

フ

市販薬

ブロメライン

使用対象品	かぜ薬
効能・作用	消炎作用・去痰作用
適応症	痰
副作用・中毒	発疹などの過敏症、下痢、便秘、食欲不振
要注意使用者	血液凝固異常、重い肝臓や腎臓障害のある人。妊婦
総合危険度	★★
アレルギー	◎

ヘパリン類似物質

使用対象品	皮膚薬
効能・作用	消炎・鎮痛作用・外傷によるはれの改善
適応症	外傷によるはれ・皮脂欠乏
副作用・中毒	かゆみ、発赤、発疹などの過敏症、刺激
要注意使用者	潰瘍やびらん、出血のある皮膚炎
総合危険度	★★
アレルギー	◎

ベラドンナアルカロイド

使用対象品	かぜ薬・鼻炎薬
効能・作用	抗コリン作用
適応症	鼻炎
副作用・中毒	口が渇く、瞳孔散大、発熱
要注意使用者	—
総合危険度	★★
アレルギー	

ベラドンナエキス

使用対象品	かぜ薬・鼻炎薬
効能・作用	抗コリン作用
適応症	鼻炎
副作用・中毒	口が渇く、瞳孔散大、発熱
要注意使用者	—
総合危険度	★★
アレルギー	

ベンホチアミン［ビタミンB1］

使用対象品	滋養強壮・ビタミン剤・かぜ薬
効能・作用	疲労回復・抵抗力強化・神経組織や筋肉の働きの改善・精神安定
適応症	神経痛・関節痛・疲労
副作用・中毒	発疹などの過敏症、吐き気、悪心、下痢。不足すると、脚気・神経炎・便秘・浮腫・心肥大などのビタミンB1欠乏症状を起こす
要注意使用者	—
総合危険度	★
アレルギー	

防風通聖散【ぼうふうつうしょうさん】

使用対象品	胃腸薬・便秘薬
効能・作用	—
適応症	胃酸過多・便秘・腎臓病・動脈硬化
副作用・中毒	不眠、発汗過多、動悸。発疹などの過敏症。下痢、腹痛
要注意使用者	胃腸の弱い人。心筋梗塞、狭心症、緑内障、前立腺肥大、糖尿病のある人、妊婦
総合危険度	★★
アレルギー	◎

ポピドンヨード

使用対象品	かぜ薬（うがい）・皮膚薬
効能・作用	殺菌消毒剤
適応症	のどの痛み・口内炎・キズ・やけど
副作用・中毒	発疹など過敏症、刺激感、吐き気
要注意使用者	この薬、またはこの薬を含んだ薬でアレルギーを起こしたことのある人。甲状腺に異常のある人
総合危険度	★
アレルギー	◎（使用法を誤ると、皮膚のかさつき・かぶれを起こすことがある）

ホミカエキス

使用対象品	胃腸薬
効能・作用	胃腸機能の促進
適応症	胃弱・食欲不振・消化不良
副作用・中毒	長期の使用や大量に取ると、ストリキーネの蓄積によりけいれん等が起きる
要注意使用者	—
総合危険度	★
アレルギー	

麻黄【まおう】

使用対象品	かぜ薬・トローチ
効能・作用	鎮咳・去痰・発汗作用
適応症	咳・悪寒・ぜんそく・気管支ぜんそく
副作用・中毒	発疹などの過敏症。胃腸障害を起こすことがある。自律神経症状（不眠、動悸、発汗、血圧上昇）を生じる
要注意使用者	胃腸の弱い人、下痢しやすい人
総合危険度	★★
アレルギー	◎

マ

市販薬

麻黄湯【まおうとう】

使用対象品	かぜ薬
効能・作用	—
適応症	かぜ・鼻炎・ぜんそく
副作用・中毒	発疹などの過敏症、不眠、動悸、下痢
要注意使用者	発汗している人。体力が著しく低下している人。胃腸の弱い人。心筋梗塞、狭心症のある人
総合危険度	★★
アレルギー	◎

マレイン酸カルビノキサミン

使用対象品	かぜ薬・鼻炎薬
効能・作用	抗ヒスタミン剤・アレルギー性の咳を抑える
適応症	かぜによるアレルギー症状
副作用・中毒	発疹などの過敏症、眠気、めまい、頭痛、悪心、胃痛
要注意使用者	緑内障、前立腺肥大等下部尿路に閉塞性疾患のある人
総合危険度	★★
アレルギー	◎

マレイン酸クロルフェニラミン

使用対象品	かぜ薬・鼻炎薬・点眼薬・皮膚薬・酔いどめ
効能・作用	抗ヒスタミン剤・アレルギー性の症状を抑える
適応症	アレルギー性のかゆみ・炎症・乗り物酔い
副作用・中毒	飲み薬には、頭痛、眠気、口が渇く、悪心、不安、発汗、蒼白、弱い脈拍と血圧低下
要注意使用者	緑内障、前立腺肥大等下部尿路に閉塞性疾患のある人
総合危険度	★★
アレルギー	

マレイン酸トリメブチン

使用対象品	胃腸薬
効能・作用	消化器官の機能調節作用
適応症	慢性胃炎・過敏性腸症候群
副作用・中毒	下痢、便秘、発疹などの過敏症
要注意使用者	高齢者、妊婦・授乳婦または妊娠している可能性のある人、小児
総合危険度	★
アレルギー	◎

ミルラチンキ

使用対象品	歯周病薬
効能・作用	抗炎・鎮痛作用
適応症	歯槽膿漏・歯肉炎
副作用・中毒	—
要注意使用者	—
総合危険度	★
アレルギー	

無水カフェイン

使用対象品	かぜ薬・酔いどめ薬
効能・作用	頭痛を抑え気分を改善する
適応症	頭痛・不快な気分・乗り物酔い
副作用・中毒	めまい、不眠、頭痛、悪心。大量に取ると、嘔吐、けいれん
要注意使用者	胃潰瘍、心疾患、緑内障の人
総合危険度	★★
アレルギー	

無水リン酸カルシウム

使用対象品	カルシウム剤
効能・作用	骨や歯の組織形成・体の免疫機能を助ける
適応症	骨軟化症・骨粗鬆症・けいれん・イライラ・高血圧症の予防
副作用・中毒	過剰の場合、骨や腎臓に悪影響。結石の原因になる
要注意使用者	結石体質の人は取りすぎに注意
総合危険度	★
アレルギー	

メキタジン

使用対象品	かぜ薬・鼻炎薬
効能・作用	抗ヒスタミン剤・アレルギー性の症状を抑える
適応症	鼻炎・気管支ぜんそく
副作用・中毒	倦怠感、光線過敏症
要注意使用者	緑内障、前立腺肥大症の人。腎臓障害のある人。当薬のアレルギー経験者
総合危険度	★★
アレルギー	◎

メコバラミン

使用対象品	滋養強壮・ビタミン剤・点眼薬
効能・作用	代謝促進・赤血球を作るのに必要な物質・肝機能改善
適応症	眼精疲労・神経痛・肝臓障害
副作用・中毒	吐き気、嘔吐、発疹。不足すると、貧血などのビタミンB12欠乏症状を起こす
要注意使用者	—
総合危険度	★
アレルギー	◎

メタケイ酸アルミン酸マグネシウム

使用対象品	胃腸薬・かぜ薬・解熱鎮痛剤
効能・作用	制酸剤・胃酸を中和させる・胃粘膜保護・潰瘍再発防止
適応症	胃酸過多による胃痛・胸やけ・吐き気・胃潰瘍・十二指腸潰瘍
副作用・中毒	下痢、軟便、便秘、食欲不振、吐き気
要注意使用者	透析を受けている人、高マグネシウム血症、心臓・腎臓に疾患のある人
総合危険度	★
アレルギー	

メチルメチオニンスルホニウムクロリド

使用対象品	胃腸薬
効能・作用	胃粘膜保護作用・胃酸の分泌抑制・抗潰瘍作用
適応症	胃潰瘍・十二指腸潰瘍
副作用・中毒	発疹などの過敏症、下痢、便秘、顔面紅潮
要注意使用者	妊婦、授乳婦、高齢者、小児
総合危険度	★
アレルギー	◎（アナフィラキシーショックが現われることがある）

メチル硫酸ネオスチグミン

使用対象品	点眼薬
効能・作用	副交感神経に働く
適応症	疲れ目・結膜充血・目のかすみ・眼瞼炎
副作用・中毒	—
要注意使用者	—
総合危険度	★
アレルギー	

メトカルバモール

使用対象品	肩こり・腰痛用内服剤
効能・作用	筋弛緩作用
適応症	肩こり
副作用・中毒	発疹などの過敏症、吐き気、眠気、めまい、頭痛
要注意使用者	この薬、またはこの薬を含んだ薬でアレルギーを起こしたことのある人
総合危険度	★★
アレルギー	

（L-）メントール

使用対象品	かぜ薬・胃腸薬・トローチ・肩こり・腰痛治療薬・痔疾治療剤
効能・作用	殺菌消毒・かゆみどめ・局所麻酔作用・消化促進
適応症	肩こり・腰痛・かゆみ
副作用・中毒	皮膚、粘膜を刺激、皮膚障害。過敏症の人が用いると、ひどいかゆみやしっしんを起こす。経口では、腹痛、嘔吐、無尿。致死量は大人で2グラム
要注意使用者	この薬、またはこの薬を含んだ薬でアレルギーを起こしたことのある人
総合危険度	★★
アレルギー	◎

ユビデカレノン（コエンザイムQ10）

使用対象品	強心剤
効能・作用	代謝性強心剤　心筋の酸素利用効率を改善し心臓の働きを高める
適応症	うっ血性心不全症状
副作用・中毒	胃部不快感、食欲不振、吐き気、下痢、発疹
要注意使用者	—
総合危険度	★
アレルギー	◎（発疹を起こすことがある）

ヨウ化イソプロパミド

使用対象品	かぜ薬（鼻炎）・胃腸薬
効能・作用	消炎作用
適応症	胃腸炎・胃・十二指腸潰瘍
副作用・中毒	興奮、焦燥感。長期の使用や多用で高マグネシウム血症、アルミニウム脳症、尿路結石
要注意使用者	緑内障、前立腺肥大による排尿困難、心疾患のある人。妊婦、授乳婦
総合危険度	★★
アレルギー	

ヨウ化ジフェニルピペリジノメチルジオキソラン

使用対象品	胃腸薬
効能・作用	鎮痙剤・けいれんや痛みを鎮める
適応症	胃潰瘍・十二指腸潰瘍のけいれん
副作用・中毒	目の調節障害、吐き気、下痢、排尿障害など
要注意使用者	緑内障、重い心疾患のある人、前立腺肥大症、うっ血性心不全、不整脈、潰瘍性大腸炎、甲状腺機能高進症のある人
総合危険度	★★★
アレルギー	

ヨクイニン［ハトムギ］

使用対象品	皮膚薬・便秘薬・滋養強壮・ビタミン剤
効能・作用	皮膚の新陳代謝を高める
適応症	いぼ
副作用・中毒	まれに胃部不快感、下痢
要注意使用者	—
総合危険度	★
アレルギー	

酪酸菌

使用対象品	整腸薬・下痢どめ
効能・作用	有益菌の発育促進・有害菌の発育阻止
適応症	腸弱・下痢気味
副作用・中毒	—
要注意使用者	—
総合危険度	★
アレルギー	

酪酸ヒドロコルチゾン

使用対象品	皮膚薬
効能・作用	副腎皮質ホルモン（ステロイド）剤・炎症やアレルギーを抑える
適応症	しっしん・皮膚炎・虫さされ
副作用・中毒	かゆみ、発赤、感染症、長期の使用によりステロイド禍
要注意使用者	この薬やステロイド剤でアレルギーを起こしたことのある人。糖尿病の人
総合危険度	★★★
アレルギー	◎

酪酸リボフラビン［ビタミンB2］

使用対象品	滋養強壮・ビタミン剤・かぜ薬
効能・作用	栄養素の代謝促進・肝臓機能や細胞の働きをよくする
適応症	皮膚や粘膜の炎症・高脂血症
副作用・中毒	食欲不振、下痢。不足すると、口唇炎・口角炎・角膜炎などのビタミンB2欠乏症状を起こす
要注意使用者	—
総合危険度	★
アレルギー	

ラクトミン

使用対象品	整腸薬・下痢どめ
効能・作用	乳酸菌製剤・有益菌の発育促進・有害菌の発育阻止
適応症	腸弱・下痢気味
副作用・中毒	—
要注意使用者	—
総合危険度	★
アレルギー	

ラクボン原末

使用対象品	胃腸薬、整腸剤
効能・作用	乳酸菌整腸剤、ラクボン菌が腸内環境を整える
適応症	便秘、軟便、腹部膨満感
副作用・中毒	発疹・発赤、かゆみ
要注意使用者	アレルギー体質の人、この薬によりアレルギー症状を起こしたことがある人
総合危険度	★
アレルギー	◎（発疹やかゆみを起こすことがある）

ラタニアチンキ

使用対象品	歯周病薬
効能・作用	抗炎・鎮痛作用
適応症	歯槽膿漏・歯肉炎
副作用・中毒	—
要注意使用者	—
総合危険度	★
アレルギー	

ラニチジン

使用対象品	胃腸薬
効能・作用	H2拮抗剤(H2ブロッカー)、胃酸分泌抑制作用、胃液分泌抑制作用
適応症	食道・胃・十二指腸の潰瘍・炎症・びらん・出血・発赤
副作用・中毒	消化器・肝・腎機能障害、血液障害、再生不良性貧血、頭痛、悪心、嘔吐、発疹、ショック。男性において乳房腫脹
要注意使用者	薬剤で過敏症を起こしたことがある人、授乳中、妊娠中及び妊娠希望の人、腎機能・肝機能障害のある人、高齢者、子供
総合危険度	★★★
アレルギー	◎（発疹、じんましんなどが発症することがある）

リドカイン

使用対象品	点鼻薬・皮膚薬・痔疾治療剤
効能・作用	抗炎・鎮痛作用・局所麻酔作用
適応症	皮膚疾患の痛み
副作用・中毒	低血圧症、蒼白、発汗、悪心、嘔吐、けいれん
要注意使用者	低血圧の人
総合危険度	★★
アレルギー	

リパーゼ

使用対象品	胃腸薬
効能・作用	脂肪消化酵素・消化促進・消化管の機能改善
適応症	胃弱・食欲不振・消化不良
副作用・中毒	—
要注意使用者	—
総合危険度	★
アレルギー	

リボフラビン［ビタミンB2］

使用対象品	滋養強壮・ビタミン剤・かぜ薬
効能・作用	栄養素の代謝促進・肝臓機能や細胞の働きをよくする
適応症	皮膚や粘膜の炎症・高脂血症
副作用・中毒	特に副作用はない。不足すると、口唇炎・口角炎・角膜炎などのビタミンB2欠乏症状を起こす
要注意使用者	—
総合危険度	★
アレルギー	

硫酸亜鉛

使用対象品	点眼薬・皮膚薬
効能・作用	抗炎作用・収れん作用
適応症	目やに・結膜炎・眼瞼炎・皮膚炎
副作用・中毒	皮膚、粘膜へ刺激
要注意使用者	—
総合危険度	★★
アレルギー	◎

硫酸アルミニウムカリウム

使用対象品	痔疾治療剤
効能・作用	収れん・止血作用
適応症	痔
副作用・中毒	皮膚、粘膜へ刺激。過敏症が現われることがある
要注意使用者	—
総合危険度	★
アレルギー	◎

硫酸コリスチン

使用対象品	皮膚薬・痔疾治療剤
効能・作用	抗生物質・細菌の繁殖を抑える
適応症	細菌感染
副作用・中毒	発疹などの過敏症
要注意使用者	抗生物質のアレルギー経験者
総合危険度	★★
アレルギー	◎

硫酸フラジオマイシン

使用対象品	皮膚薬
効能・作用	抗生物質・細菌の発育を抑制する
適応症	各種の細菌性の炎症
副作用・中毒	接触性皮膚炎、発疹
要注意使用者	抗生物質のアレルギー経験者、腎臓障害、難聴、腸潰瘍の人
総合危険度	★★
アレルギー	◎

竜胆【りゅうたん】

使用対象品	胃腸薬
効能・作用	健胃作用・解熱・消炎作用
適応症	胃腸病・かぜ・熱
副作用・中毒	変異原性がある
要注意使用者	妊婦
総合危険度	★★
アレルギー	

リン酸コデイン

使用対象品	かぜ薬・咳どめ薬
効能・作用	鎮咳剤・痰を出しやすくする・激しい下痢を止める
適応症	咳・痰
副作用・中毒	眠気、めまい、目の調節機能障害、吐き気、便秘。長期の使用により依存症。アレルギーを起こすことがある
要注意使用者	心機能障害、肝機能障害、腎機能障害のある人。妊婦
総合危険度	★★★
アレルギー	◎

リン酸ジヒドロコデイン

使用対象品	かぜ薬
効能・作用	鎮咳剤・痰を出しやすくする・激しい下痢を止める
適応症	咳・痰
副作用・中毒	発疹などの過敏症、眠気、めまい、目の調節機能障害、吐き気、便秘。長期の使用により依存症
要注意使用者	心機能障害、肝機能障害、腎機能障害のある人
総合危険度	★★★
アレルギー	◎

リン酸ジメモルファン

使用対象品	かぜ薬
効能・作用	鎮咳剤
適応症	咳
副作用・中毒	過敏症、めまい、眠気、頭痛、吐き気、下痢、発疹
要注意使用者	糖尿病や薬物依存のある人
総合危険度	★★
アレルギー	◎

リン酸リボフラビン［ビタミンB2］

使用対象品	滋養強壮・ビタミン剤・かぜ薬
効能・作用	栄養素の代謝促進・肝臓機能や細胞の働きをよくする
適応症	皮膚や粘膜の炎症・高脂血症
副作用・中毒	特に副作用はない。不足すると、口唇炎・口角炎・角膜炎などのビタミンB2欠乏症状を起こす
要注意使用者	—
総合危険度	★
アレルギー	

レゾルシン

使用対象品	皮膚薬・水虫薬
効能・作用	殺菌剤・皮膚の角質溶解作用
適応症	皮膚炎・しっしん
副作用・中毒	（→医薬部外品のデータ表参照）
要注意使用者	この薬、またはこの薬を含んだ薬でアレルギーを起こしたことのある人。アレルギー体質の人
総合危険度	★★
アレルギー	◎

ロートエキス

使用対象品	胃腸薬・整腸薬・下痢どめ
効能・作用	胃腸の鎮痛・鎮痙・胃液の分泌を抑える
適応症	胃痛・胃けいれん・下痢
副作用・中毒	顔面紅潮、瞳孔散大、頭痛、めまい
要注意使用者	—
総合危険度	★
アレルギー	

V

医薬部外品データ表

1▶データの見方と危険度チェックの方法

このデータ表は、医薬部外品・化粧品に使用されている成分および医薬品に使用されている添加物成分について、その物質名をデータ化したものです。おおよそ、下記の商品群を対象としています。

▶口腔咽喉薬　のど清涼剤　含嗽薬　薬用歯みがき　洗口液　口臭防止剤
▶薬用化粧品（化粧水、乳液、クリーム、シート、パック、ひげそり用剤など）
▶薬用石けん　洗顔料　ボディシャンプー
▶殺菌消毒薬　外皮消毒剤　きず消毒保護剤　日やけ止め剤　制汗剤
▶ひび・あかぎれ用剤　あせも・ただれ用剤　かさつき・あれ用剤　うおのめ・たこ用剤　しもやけ・あかぎれ用剤
▶薬用シャンプー　薬用リンス　染毛剤　パーマネントウェーブ用剤　育毛剤　除毛剤
▶健胃清涼剤　健胃薬　整腸薬　消化薬　瀉下薬　健胃消化薬　健胃整腸薬　消化整腸薬　健胃整腸消化薬ビタミン含有保健薬　カルシウム補給剤　カルシウム保健薬　生薬保健薬　滋養強壮ドリンク
▶いびき防止薬　鼻づまり改善薬　浴用剤
▶市販薬全般

注1）殺虫剤成分は「家庭用品危険度チェックブック」に掲載しています。
注2）市販薬から移動した製品の成分については、市販薬データ表に掲載されていることがあります。

◉薬事法による医薬部外品の表示

医薬部外品の各製品に対しては、薬事法により、直接の容器または添付書類に対して次のような表示が定められています（製品により記載しなくてよいものや以下の項目以外にも記載しなくてはならないものもあります）。

▶製造業者・輸入販売業者・発売元の名称と住所　▶「医薬部外品」の文字の表示　▶名称　▶製造番号　▶重量、容量または個数等の内容量
▶効能・効果　▶用法・用量　▶成分（有効成分、指定成分）　▶使用法
▶使用上の注意　▶有効期限

市販薬と比較した場合の表示上の特徴としては、成分の記載はあるが、その分量の記載はないということです。使用上の注意に関しても、市販薬ほど厳しい決まりはなく副作用等の表示もありません。

●医薬部外品の成分表示の例

血流を活発にするビタミンEを
顆粒（カプセル）にして配合。
歯ぐきに直接作用し、
健康なピンク色にします。

歯槽膿漏・歯肉炎による
ハレ・出血を防ぎます。

◇黄色い粒がビタミンE顆粒です。

ご注意　●傷などに直接つけないでください　●発疹などの異常が出たら使用を中止し、医師に相談してください　●目に入ったら、こすらずすぐに充分洗い流し、異常が残る場合は眼科医に相談してください

成　分
基剤：濃グリセリン　発泡剤：ポリオキシエチレンポリオキシプロピレングリコール、ラウリル硫酸ナトリウム　研磨剤：無水ケイ酸　湿潤剤：ポリエチレングリコール　薬用成分：酢酸dl-αトコフェロール、モノフルオルリン酸ナトリウム、アラントインクロルヒドロキシアルミニウム　香味剤：香料（ハーバルクールタイプ）、サッカリンナトリウム　保存剤：パラベン　収れん剤：乳酸アルミニウム　着色剤：β-カロチン　その他：カラギーナン

医薬部外品

▲薬用歯みがき

医薬部外品

《頭皮用発毛料》

●●超微香性●●

220*ml*　¥6000（税抜）

効能・効果

発毛促進，育毛，養毛，
ふけ・かゆみ・薄毛・脱毛の予防

〈有効成分〉
ジアルキルモノアミン誘導体
D-パントテニールアルコール
ビタミンEアセテート
イソプロピルメチルフェノール

酢酸トコフェノール・イソプロピルメチルフェノール・エデト酢塩・香料

▲育毛剤の表示

薬用入浴剤発泡タイプ

効　能

しっしん、荒れ性、あせも、にきび、しもやけ、冷え性、神経痛、リウマチ、腰痛、肩のこり、うちみ、くじき、あかぎれ、疲労回復、産前産後の冷え性、痔。

主な成分

硫酸ナトリウム、炭酸ナトリウム、ガイヨウ（ヨモギ）エキス、黄色4号、青色1号、香料

▲入浴剤の表示

成分チェックの上で注意したいことは、医薬部外品は雑多な商品群のため、市販薬のように外箱、添付書類、直接の容器がきちんとあるわけではなく、直接の容器だけにすべてのことが書かれてあったり、容器が小さい場合は外箱に記載されているだけで、直接の容器からは表示が省略されることがあります。このような場合、外箱を捨ててしまうとまったく成分チェックができなくなってしまいます。

医薬部外品に対しても、直接容器だけにしてしまうのでなく、外箱や添付書類についても必ず保管しておくようにしましょう。

◉データ表の見方

医薬部外品の物質データは、以下の項目で構成されています。

物　質　名	
使用対象品	その物質が使用されている製品名や製品分類名
使用目的	その製品に対しての使用の目的や作用
分類	有効成分／添加物・医薬部外品表示指定成分の分類
毒性	その物質の動物実験等の毒性試験のデータ、臨床データ、人体中毒症状、薬理作用など
総合危険度	★～★★★（危険性の程度）
発ガン	◎……発ガン性やその可能性・疑いの有無
アレルギー	◎……アレルギー性の有無

❶物質名

①このデータ表では、物質名を50音順で掲載しています。

②アルファベットのみの物質名も、読みの形で50音順に従って掲載しています。

（例）ＢＨＴ【ビーエッチティー】→「ビ」の項

③物質名のあとの［　　］は、別称（一般名・通称・簡略名）です。

（例）ＢＨＴ［ジブチルヒドロキシトルエン］

成分表示ではいずれでも表記されることがあります。

④見出し物質名と別称がまったく異なる場合は、別称を見出し物質名として取り上げ、50音順に従いデータを掲載しています。

（例）ＢＨＴ［ジブチルヒドロキシトルエン］

「ＢＨＴ【ビーエッチティー】」として「ヒ」にも、「ジブチルヒドロキシトルエン」として「シ」にも独立見出しとして掲載しています。

⑥物質名で、物質そのものは異なったものでも、名称が酷似しなおかつ用途や毒性がすべて同じものの場合は、（　）または〈　〉をつけ、まとめて表記しています。

（　）……物質名の後ろについている（　）は、（　）内の文字をすべて含めた物質名と、（　）内の文字が省略された物質名の２つをまとめた表記です。

（例）サッカリン（ナトリウム）

「サッカリン」と「サッカリンナトリウム」の２つの物質を表しています。この２つは別の物質ですが、用途や毒性がすべて同じです。

〈　〉……物質名の後ろについている〈　〉は、語尾の部分が変化するもので、変化する前で“-”（ハイフン）をつけ、〈　〉内に変化する表現を記載しています。

（例）パラアミノ安息香酸-エステル〈エチル〉

「パラアミノ安息香酸エステル」と「パラアミノ安息香酸エチル」の両方の物質を表しています。この２つは別の物質ですが、用途や毒性はすべて同じです。

❷使用対象品

この欄では、その物質が使用されている製品名や製品分類名を掲載しています。

❸使用目的

この欄では、その製品に対してその物質が何の目的あるいはどんな作用で使われているかを表わしています。

（例）防腐剤…その製品の防腐を目的に使用されているもの

❹ 分類

ここでは、その成分が、何らかの効果をもった有効成分か、あるいは製造上の添加物かを分類し、医薬部外品の使用成分として表示を義務づけられている指定添加物については「表示指定成分」と掲載しています。

❺ 毒性

この欄では、動物実験等の毒性試験のデータ、臨床データ、人体中毒症状、薬理作用などを掲載しています。この部分の文章で、おおよその毒性の程度や危険度が理解できます。

❻ 総合危険度

総合危険度の毒性判定は、さまざまな関連参考書籍に記載された実験データを元に当会で決定しました。現実には実験機関によっては、同じ物質でも無害と書かれたデータもあれば有害と書かれたデータもあります。当会では危険な物質をできるだけ遠ざけるという観点から、ややシビアに判定し、有害度を強く指摘したデータを参考にしました。

★★★（星３つ）は、毒性の強い物質であることを表わしていますので、体質的に弱い人、肌の弱い人やアレルギーの人には特に避けたいものです。健康な人も長期間の使用は避けたい物質です。あまり家庭内には入れたくない物質と解釈してください。
★★（星２つ）は、健康な人には、それほど毒性はありませんが、敏感体質や肌の弱い人、皮膚病の病歴のある人は気をつけたい物質です。
★（星１つ）は、今のところ危険性の少ない物質です。

＊なお、毒性を考える必要のないものに関しては、「—」印を入れ、★印は入れていません。

製品の成分欄を見て、★★（星２つ）や★★★（星３つ）の成分がたくさん入っているほど要注意製品といえます。たとえば、同目的の製品を選択する場合、★★（星２つ）や★★★（星３つ）の成分がどれだけ入っているか、すべての星の数を合計比較して、製品選択の目安にすることもできます。もちろん、星の数が少ない製品のほうが使用成分の危険度からみて安心と考えることができます。

❼発ガン

発ガンの欄に◎のあるものは、これまでさまざまな研究機関や文献で、発ガン性がある、あるいはその疑いがある、動物実験で遺伝子損傷性試験で陽性の結果が出たなどのデータがあるものや、物質の性格上から、ガンの発達を促進する要因となる、発ガン物質の体内吸収を高めるなどの性質も持つものです。

この印がある成分を摂取したり触れたからといって、すぐにガンに直結するわけではありませんが、発ガンを考える上でできれば遠ざけておきたい成分と判定しました。発ガンに何らかの関与をもった成分をいろいろな製品から多重に摂取するのは気持ちの悪いものです。その目安として活用してください。特に、家系的にガン体質で将来ガンになる可能性が考えられる場合、過去にガンの病歴がある人などは注意したほうがいいでしょう。

なお、この印がないものについては、基本的にはこれまでの実験で「発ガンへの関与あり」という結果は出ていないということです。しかし、100%安全であるという解釈は避けてください。過去にも、当初は「発ガン性なし」とされていたものが、実験が繰り返される段階で発ガン性が見つかったケースもあります。印がなくても今後実験が進んだ結果、発ガン物質とされる場合も考えられます。

❽アレルギー

◎のあるものは、アレルギー物質となるもの、アレルギー発病のきっかけとなるものです。アレルギー体質、過去にアレルギーの病歴のある人、家族にアレルギー患者のいる人、あるいは、皮膚の弱い人、呼吸器官の弱い人はこの物質の取り扱いや摂取には注意を要します。

アナレー

使用対象品	各化粧品
使用目的	カロチノイド系色素
分類	添加物
毒性	毒性は低い
総合危険度	★
発ガン	
アレルギー	

2-アミノ-4-ニトロフェノール

使用対象品	ヘアダイ
使用目的	染毛剤
分類	表示指定成分
毒性	強い皮膚刺激があり、アレルギーを引き起こす。発ガン性の報告がある
総合危険度	★★★
発ガン	◎
アレルギー	◎

2-アミノ-5-ニトロフェノール（硫酸塩）

使用対象品	ヘアダイ
使用目的	染毛剤
分類	表示指定成分
毒性	強い皮膚刺激があり、アレルギーを引き起こす。発ガン性の報告がある
総合危険度	★★★
発ガン	◎
アレルギー	◎

アミノフェノール

使用対象品	ヘアダイ
使用目的	染毛剤
分類	添加物
毒性	皮膚、粘膜に激しい刺激があり、過敏症となる。皮膚炎から発疹が生じ、顔、背中、のどにまで広がる。発熱、ぜんそくなども起こる。強い変異原性があり、特に光の存在で一層増強される。発ガン性の疑いが強い
総合危険度	★★★
発ガン	◎
アレルギー	◎

1-アミノ-4-メチルアミノアントラキノン

使用対象品	ヘアダイ
使用目的	染毛剤
分類	表示指定成分
毒性	強い皮膚刺激があり、アレルギーを引き起こす。発ガン性の報告がある
総合危険度	★★★
発ガン	◎
アレルギー	◎

亜硫酸ナトリウム・亜硫酸水素ナトリウム

使用対象品	内用剤・外用剤
使用目的	酸化防止剤・殺菌剤
分類	添加物
毒性	胃腸の刺激、下痢、循環障害を起こす。アレルギーを起こす。動物実験で多発性神経炎、骨髄の萎縮、催奇形性、代謝障害、変異原性の報告がある
総合危険度	★★
発ガン	◎
アレルギー	◎

アルキルアミノ脂肪酸ナトリウム

使用対象品	リンス
使用目的	帯電防止作用
分類	添加物
毒性	毒性は低い
総合危険度	★
発ガン	
アレルギー	

アルキルスルホコハク酸ナトリウム

使用対象品	歯みがき
使用目的	発泡剤
分類	添加物
毒性	皮膚や粘膜に障害を起こす。アレルギーを起こす。手荒れなどを起こすタンパク変性作用や催奇形性がある
総合危険度	★★★
発ガン	
アレルギー	◎

アルキルベタイン

使用対象品	リンス
使用目的	帯電防止作用
分類	添加物
毒性	毒性は低い
総合危険度	★
発ガン	
アレルギー	

アルキルベンゼンスルホン酸ナトリウム［ＡＢＳ］

使用対象品	シャンプー
使用目的	乳化剤・界面活性剤
分類	添加物
毒性	皮膚の脂肪を取り除くので、皮膚が乾燥し荒れる。しっしんを起こす。催奇形性の疑いがある
総合危険度	★★
発ガン	◎
アレルギー	◎

アルキル硫酸塩

使用対象品	歯みがき・シャンプー・洗顔クリーム・脱毛クリームなど
使用目的	乳化剤・界面活性剤
分類	添加物
毒性	皮膚の脂肪を取り除くので、皮膚が乾燥し荒れる
総合危険度	★★
発ガン	
アレルギー	◎

アルギン酸ナトリウム

使用対象品	歯みがき・各化粧品
使用目的	粘結剤
分類	添加物
毒性	飲むと、心臓、脳、腎臓、肝臓に障害が起きることがある。ただし飲みこまない限り、毒性は低い
総合危険度	★
発ガン	
アレルギー	

アロエ（エキス）

使用対象品	各基礎化粧品
使用目的	保湿有効成分
分類	有効成分
毒性	毒性は低い
総合危険度	★
発ガン	
アレルギー	

安息香酸（塩）

使用対象品	ドリンク剤・皮膚薬・歯みがき・うがい液・化粧品
使用目的	保存剤・殺菌剤・食品添加物・防腐剤
分類	表示指定成分
毒性	皮膚、粘膜、目、鼻、咽頭に刺激。飲むと、胃障害を起こす。多量で過敏状態、尿失禁、けいれん、運動失調、てんかん様けいれんなど強い急性毒性
総合危険度	★★
発ガン	
アレルギー	◎

イオン水

使用対象品	各化粧品
使用目的	溶解剤・水分補給
分類	添加物
毒性	毒性はない
総合危険度	—
発ガン	
アレルギー	

イクタモール

使用対象品	薬用石けん・薬用化粧品・クリーム類
使用目的	殺菌剤・収れん剤
分類	表示指定成分
毒性	皮膚、粘膜を刺激する。アレルギー源となる。飲むと、胃障害、下痢を起こす
総合危険度	★★
発ガン	
アレルギー	◎

イソプロパノール

使用対象品	各化粧品
使用目的	溶剤・清涼成分
分類	添加物
毒性	皮膚、粘膜を刺激し、体内に吸収される。麻酔作用がある。小児は特に敏感である。飲むと、むかつき、嘔吐、知覚マヒ。慢性毒性として、胃粘膜を刺激して胃炎を起こす
総合危険度	★★
発ガン	
アレルギー	◎

イソプロピルメチル-フェノール<エーテル>

使用対象品	内用剤・育毛剤・シェービングクリーム・整髪料他
使用目的	殺菌剤・防腐剤
分類	表示指定成分
毒性	皮膚、粘膜を強く刺激し、はれ、にきび、じんましんや発疹を起こす。皮膚、粘膜にただれを起こし、皮膚の毛細血管をけいれんさせ、壊疽などの強い障害を起こす。皮膚から吸収され、中毒死することがある。発ガン性がある
総合危険度	★★★
発ガン	◎
アレルギー	◎

3·3-イミノジフェノール

使用対象品	ヘアダイ
使用目的	染毛剤
分類	表示指定成分
毒性	強い皮膚刺激があり、アレルギーを引き起こす。発ガン性の報告がある
総合危険度	★★★
発ガン	◎
アレルギー	◎

ウロカニン酸エチル

使用対象品	ＵＶ化粧品
使用目的	紫外線吸収剤
分類	有効成分
毒性	免疫力を弱め、腫瘍を形成すると報告されている
総合危険度	★★★
発ガン	◎
アレルギー	◎

ウンデシレン酸（塩）

使用対象品	各化粧品
使用目的	防カビ剤・殺菌剤・防腐剤
分類	表示指定成分
毒性	飲むと、めまい、頭痛、腹痛を起こす。濃度が高くなると皮膚刺激。水虫の治療に使用される
総合危険度	★
発ガン	
アレルギー	◎

ウンデシレン酸モノエタノールアミド

使用対象品	各化粧品
使用目的	防カビ剤・殺菌剤・防腐剤
分類	表示指定成分
毒性	飲むと、めまい、頭痛、腹痛を起こす。アレルギー源となる
総合危険度	★
発ガン	
アレルギー	◎

AS［ラウリル硫酸ナトリウム］

使用対象品	内用剤・皮膚薬・歯みがき・シャンプー・洗顔剤・皮膚軟化クリーム・脱毛剤
使用目的	乳化剤・界面活性剤・洗浄剤・発泡剤
分類	表示指定成分
毒性	脂肪を除くので、皮膚が乾燥し荒れる。アレルギーを引き起こす。動物実験で受精卵死亡の報告がある
総合危険度	★★
発ガン	
アレルギー	◎

AZ［脂肪酸アルカノールアミド・DA］

使用対象品	シャンプー
使用目的	乳化剤・分散剤
分類	添加物
毒性	亜硝酸塩と結合すると、発ガン物質であるニトロソアミンを生成する
総合危険度	★★
発ガン	◎
アレルギー	

ＡＢＳ［アルキルベンゼンスルホン酸ナトリウム］

使用対象品	シャンプー
使用目的	乳化剤・界面活性剤
分類	添加物
毒性	皮膚の脂肪を取り除くので、皮膚が乾燥し荒れる。しっしんを起こす。催奇形性の疑いがある
総合危険度	★★
発ガン	◎
アレルギー	◎

エストロゲン［エストラジオール・エチニエストラジオール］

使用対象品	育毛剤・ホルモンクリーム
使用目的	ホルモン剤成分
分類	表示指定成分
毒性	薬理作用の激しい医薬品であり、重大な副作用や発ガン性がある
総合危険度	★★★
発ガン	◎
アレルギー	◎

エタノール［エチルアルコール］

使用対象品	ヘアスプレー・マニキュア・アストリンゼン・ローション
使用目的	防腐剤・収れん剤・殺菌剤・可溶化剤・乾燥促進剤
分類	添加物
毒性	皮膚、粘膜を刺激し、体内に吸収される。麻酔作用がある。小児は特に敏感である。飲むと、むかつき、嘔吐、知覚マヒ。慢性毒性として、胃粘膜を刺激して胃炎を起こす
総合危険度	★★
発ガン	
アレルギー	◎

エチニルエストラジオール

使用対象品	育毛剤・ホルモンクリーム
使用目的	有効成分
分類	表示指定成分
毒性	薬理作用の激しい医薬品であり重大な副作用や発ガン性がある
総合危険度	★★★
発ガン	◎
アレルギー	

エチルバニリン

使用対象品	内用剤
使用目的	香料（バニラ）
分類	添加物
毒性	成長障害を起こす
総合危険度	★★
発ガン	
アレルギー	

エデト酸（塩）

使用対象品	内用剤・皮膚薬・点眼薬・シャンプー・化粧品
使用目的	変質防止剤・保存剤
分類	表示指定成分
毒性	皮膚、粘膜を刺激する。ぜんそく、皮膚発疹などのアレルギーを起こす。飲むと、カルシウム欠乏症となり、血圧降下、腎臓障害を起こす
総合危険度	★★
発ガン	
アレルギー	◎

ＦＡＥ［ポリオキシエチレン脂肪酸エステル・ＰＥＧ］

使用対象品	内用剤・皮膚薬・化粧品
使用目的	乳化剤
分類	界面活性剤
毒性	製造過程で発ガン物質であるジオキサンの混入の恐れがある
総合危険度	★★
発ガン	◎
アレルギー	

エラスチン

使用対象品	各基礎化粧品
使用目的	保湿有効成分
分類	有効成分
毒性	毒性は低い
総合危険度	★
発ガン	
アレルギー	◎

塩化アルキルトリメチルアンモニウム

使用対象品	リンス
使用目的	界面活性剤・殺菌剤・防カビ剤・帯電防止剤
分類	表示指定成分
毒性	副交感神経への影響があり、内臓のけいれん、悪心、嘔吐、発汗を催す。強い殺菌力があり消毒用洗浄剤にもなる
総合危険度	★★
発ガン	
アレルギー	◎

塩化ジステアリルジメチルアンモニウム

使用対象品	リンス
使用目的	界面活性剤・帯電防止剤
分類	表示指定成分
毒性	強い殺菌力があり消毒用洗浄剤にもなる
総合危険度	★
発ガン	
アレルギー	

塩化ジステアリルジメチルベンジルアンモニウム

使用対象品	リンス
使用目的	界面活性剤・帯電防止剤
分類	添加物
毒性	アレルギー源となる
総合危険度	★
発ガン	
アレルギー	◎

塩化ステアリルジメチルベンジルアンモニウム

使用対象品	リンス
使用目的	界面活性剤・帯電防止剤
分類	表示指定成分
毒性	アレルギー源となる。目に入るとアレルギー性結膜炎の報告がある
総合危険度	★
発ガン	
アレルギー	◎

塩化ステアリルトリメチルアンモニウム

使用対象品	リンス・整髪料
使用目的	界面活性剤・帯電防止剤
分類	表示指定成分
毒性	アレルギー源となる
総合危険度	★
発ガン	
アレルギー	◎

塩化セチルトリメチルアンモニウム

使用対象品	リンス・整髪剤・デオドラント・ベビークリーム
使用目的	界面活性剤・殺菌剤・防カビ剤・帯電防止剤
分類	表示指定成分
毒性	皮膚、粘膜、目を刺激し、粘膜の壊死を起こす。アレルギーを起こす。飲むと、死に至ることもある
総合危険度	★★
発ガン	
アレルギー	◎

塩化セチルピリジニウム

使用対象品	内用剤・皮膚薬・シャンプー・エアゾルデオドラント他
使用目的	防腐剤・殺菌剤・防臭剤
分類	表示指定成分
毒性	皮膚、粘膜、目を刺激し、粘膜の壊死を起こす。アレルギーを起こす。飲むと、死に至ることもある
総合危険度	★★
発ガン	
アレルギー	◎

塩化ベンザルコニウム（塩酸塩）

使用対象品	内用剤・皮膚薬・点眼薬・浣腸・化粧水・整髪料他
使用目的	殺菌剤・防腐剤
分類	表示指定成分
毒性	アレルギー源となり、目に入るとアレルギー性結膜炎を起こす。逆性石けんとして使用される
総合危険度	★
発ガン	
アレルギー	◎

塩化ベンゼトニウム

使用対象品	皮膚薬・各化粧品
使用目的	防腐剤・殺菌剤・制汗剤
分類	表示指定成分
毒性	皮膚毒性は低い。飲むと、むかつき、吐き気、嘔吐、けいれん、虚脱、昏睡を起こす
総合危険度	★
発ガン	
アレルギー	

塩化ラウリルトリメチルアンモニウム

使用対象品	リンス
使用目的	界面活性剤・殺菌剤・防カビ剤
分類	表示指定成分
毒性	副交感神経への影響があり、内臓のけいれん、悪心、嘔吐、発汗を催す
総合危険度	★★
発ガン	
アレルギー	◎

塩化リゾチーム

使用対象品	洗顔料・基礎化粧品
使用目的	抗ウイルス剤・抗菌剤
分類	表示指定成分
毒性	発疹、発赤、口内炎を起こす。卵アレルギーのある人は要注意（→市販薬データ表参照）
総合危険度	★
発ガン	
アレルギー	◎

塩酸アルキルジアミノエチルグリシン

使用対象品	ヘアトニック・歯みがき・シャンプー・リンス・化粧水
使用目的	防腐剤・殺菌剤・洗浄剤・帯電防止剤
分類	表示指定成分
毒性	皮膚を刺激する。クレアチン尿症、白血球減少を起こす
総合危険度	★★
発ガン	
アレルギー	◎

塩酸クロルヘキシジン

使用対象品	皮膚薬・液状化粧品
使用目的	殺菌剤・防腐剤
分類	表示指定成分
毒性	強いアルカリ反応のため、皮膚・粘膜を刺激する。アレルギーを引き起こす。突然変異性がある
総合危険度	★★
発ガン	
アレルギー	◎

塩酸2·4-ジアミノフェノール

使用対象品	ヘアダイ
使用目的	染毛剤
分類	表示指定成分
毒性	強い皮膚刺激があり、アレルギーを引き起こす。発ガン性の報告がある
総合危険度	★★★
発ガン	◎
アレルギー	◎

塩酸2·4-ジアミノフェノキシエタノール

使用対象品	ヘアダイ
使用目的	染毛剤
分類	表示指定成分
毒性	強い皮膚刺激があり、アレルギーを引き起こす。発ガン性の報告がある
総合危険度	★★★
発ガン	◎
アレルギー	◎

塩酸ジフェンヒドラミン

使用対象品	育毛剤・抗ヒスタミン 剤含有化粧品
使用目的	防腐剤・消炎剤
分類	表示指定成分
毒性	皮膚に過敏反応。飲むと、眠気、めまい、口渇、むかつき、吐き気、嘔吐、神経過敏、溶血性貧血、ぜんそく性発作。量が多いと、けいれん、ひきつけ、昏睡、呼吸器および血管障害、虚脱、死（→市販薬データ表参照）
総合危険度	★★
発ガン	
アレルギー	◎

塩酸ヒドロキシジン

使用対象品	育毛剤
使用目的	栄養成分
分類	有効成分
毒性	発疹などの過敏症を起こす
総合危険度	★★
発ガン	
アレルギー	◎

黄色○号

使用対象品	内用剤・糖衣錠・皮膚薬・錠剤・各化粧品
使用目的	着色料（タール色素）
分類	表示指定成分
毒性	多くのものに発ガン性がある。200号台は特に毒性が強い
総合危険度	★★★
発ガン	◎
アレルギー	◎

オーゴンエキス

使用対象品	各基礎化粧品
使用目的	美白効果成分・保湿・消炎・抗酸化剤
分類	有効成分
毒性	毒性はよくわかっていない
総合危険度	?
発ガン	
アレルギー	

ＯＰＰ［オルトフェニルフェノール］

使用対象品	各化粧品
使用目的	殺菌剤・防カビ剤・食品添加物
分類	表示指定成分
毒性	皮膚、粘膜にただれを起こす。飲むと、肝臓障害、ヘモグロビン量の低下、腎臓、尿細管の異常、体重抑制、寿命の短縮。変異原性、発ガン性がある
総合危険度	★★★
発ガン	◎
アレルギー	◎

オキシベンゾン

使用対象品	皮膚薬・ヘアトニック・ヘアローション・サンスクリーン
使用目的	殺菌剤・紫外線吸収剤
分類	表示指定成分
毒性	皮膚から吸収され急性致死毒性がある。少量でも飲むと、むかつき、吐き気。多量では循環系の衰弱、虚脱、呼吸促進、マヒ、けいれん、ひきつけ、口と胃腸の壊死、黄疸、呼吸困難と心臓停止による死
総合危険度	★★
発ガン	
アレルギー	◎

オゾケライト

使用対象品	クリーム・口紅
使用目的	ロウ成分
分類	化粧品原料
毒性	皮膚毒性は低い
総合危険度	★
発ガン	
アレルギー	

オリーブオイル

使用対象品	各化粧品
使用目的	油脂・保湿
分類	有効成分・添加物
毒性	毒性はない。大量に飲むと、胃腸障害を起こすことがある
総合危険度	—
発ガン	
アレルギー	

オルトアミノフェノール（硫酸塩）

使用対象品	ヘアダイ
使用目的	染毛剤
分類	表示指定成分
毒性	強い皮膚刺激があり、アレルギーを引き起こす。発ガン性の報告がある
総合危険度	★★★
発ガン	◎
アレルギー	◎

オルトフェニルフェノール［ＯＰＰ］

使用対象品	各化粧品
使用目的	殺菌剤・防カビ剤・食品添加物
分類	表示指定成分
毒性	皮膚、粘膜にただれを起こす。飲むと、肝臓障害、ヘモグロビン量の低下、腎臓、尿細管の異常、体重抑制、寿命の短縮。変異原性、発ガン性がある
総合危険度	★★★
発ガン	◎
アレルギー	◎

オルトフェニレンジアミン

使用対象品	染毛剤
使用目的	—
分類	添加物
毒性	皮膚、粘膜に激しい刺激があり、過敏症となる。皮膚炎から発疹が生じ、顔、背中、のどにまで広がる。発熱、ぜんそくなども起こる。強い変異原性があり、特に光の存在で一層増強される。発ガン性の疑いが強い
総合危険度	★★★
発ガン	◎
アレルギー	◎

界面活性剤

使用対象品	各化粧品
使用目的	乳化剤・界面活性剤
分類	添加物
毒性	界面活性作用をもつ物質の総称。主に、純石けんを除く、石油・石炭を原料として製造されている界面活性剤に毒性が強く、人体への影響をもっている
総合危険度	★★～★★★
発ガン	◎（各物質により異なる）
アレルギー	◎（各物質により異なる）

カカオ色素

使用対象品	各化粧品
使用目的	フラボノイド系色素
分類	添加物
毒性	変異原性の疑いがある
総合危険度	★★
発ガン	◎
アレルギー	

褐色201号

使用対象品	各化粧品
使用目的	着色料（タール色素）
分類	表示指定成分
毒性	発ガン性の疑いがある
総合危険度	★★★
発ガン	◎
アレルギー	◎

カテコール

使用対象品	ヘアダイ・頭髪用化粧品
使用目的	染毛剤
分類	表示指定成分
毒性	毛皮の染色などにも用いられる。皮膚にただれを起こす。飲むと、けいれん、ひきつけを起こす
総合危険度	★★
発ガン	
アレルギー	◎

カブサンチン

使用対象品	各化粧品
使用目的	カロチノイド系色素
分類	添加物
毒性	毒性は低い
総合危険度	★
発ガン	
アレルギー	

カラギーナン［カラギナン］

使用対象品	歯みがき
使用目的	粘結剤
分類	添加物
毒性	飲むと、潰瘍を起こす。間接的な発ガン物質といわれている
総合危険度	★★
発ガン	◎
アレルギー	

カラメル

使用対象品	各化粧品
使用目的	天然色素
分類	添加物
毒性	毒性は低い
総合危険度	★
発ガン	
アレルギー	

カルボキシメチルセルロースナトリウム

使用対象品	歯みがき
使用目的	粘結剤
分類	添加物
毒性	毒性は低いが、スモン病の原因物質であるキノホルムの体内吸収を促進させるとの報告がある
総合危険度	★★
発ガン	
アレルギー	

カルミン酸

使用対象品	各化粧品
使用目的	キノン系天然色素
分類	添加物
毒性	毒性は低い
総合危険度	★
発ガン	
アレルギー	

感光素

使用対象品	アフターシェービングローション・フケとりシャンプー・ヘアダイ・シャンプー
使用目的	殺菌剤・防腐剤・肌あれ予防
分類	添加物
毒性	高濃度のものは、皮膚を刺激し、目、粘膜に壊死を起こす。飲むと、死に至ることがある
総合危険度	★★
発ガン	
アレルギー	◎

含水合成ケイ酸アルミニウム

使用対象品	歯みがき
使用目的	研磨剤
分類	添加物
毒性	アルツハイマー病の原因になるという説があるが、添加物の状態では心配ない
総合危険度	★★
発ガン	
アレルギー	

甘　草

使用対象品	各基礎化粧品
使用目的	保湿・美白・薬効成分
分類	有効成分
毒性	発疹などの過敏症、血圧の上昇、むくみ、脱力感、下痢を起こす
総合危険度	★
発ガン	
アレルギー	

カンタリスチンキ

使用対象品	ヘアトニック・ヘアローション
使用目的	育毛有効成分・止痒剤
分類	表示指定成分
毒性	皮膚、粘膜を刺激し、充血、熱感を起こす。性的興奮効果があるといわれてきた。飲むと、激しい胃腸障害、腎臓障害を起こし、死に至ることがある
総合危険度	★★
発ガン	
アレルギー	◎

キサンタンガム

使用対象品	歯みがき
使用目的	粘結剤
分類	添加物
毒性	毒性はよくわかっていない
総合危険度	?
発ガン	
アレルギー	

キサンチン色素

使用対象品	各化粧品
使用目的	着色剤（タール色素）
分類	表示指定成分
毒性	紫外線により、皮膚への刺激、発赤などを起こす。また、変異原性があり、発ガン性が疑われている
総合危険度	★★★
発ガン	◎
アレルギー	◎

キダチアロエ

使用対象品	各化粧品
使用目的	保湿成分
分類	有効成分
毒性	毒性は低い
総合危険度	★
発ガン	
アレルギー	

キチンリキッド

使用対象品	各基礎化粧品
使用目的	保湿成分
分類	有効成分
毒性	毒性は低い
総合危険度	★
発ガン	
アレルギー	

金属イオン封鎖剤

使用対象品	各化粧品
使用目的	退色防止剤
分類	添加物
毒性	用途による総称。各物質により異なる
総合危険度	★～★★
発ガン	
アレルギー	◎

グアイアズレン（スルホン酸ナトリウム）

使用対象品	皮膚薬・シャンプー・スキンローション他
使用目的	消炎剤・止痒剤・抗菌剤・抗カビ剤・紫外線吸収剤
分類	表示指定成分
毒性	アレルギーを起こす場合がある
総合危険度	★
発ガン	
アレルギー	◎

クエン酸（ナトリウム）

使用対象品	粘膜用外用薬・各化粧品
使用目的	緩衝剤（ＰＨ調整）・酸化防止剤・収れん剤
分類	添加物
毒性	皮膚毒性は低い
総合危険度	★
発ガン	
アレルギー	

グリセリン［グリセロール］

使用対象品	歯みがき・ヘアスプレー・パック・クリーム類・スキンローションなど
使用目的	溶剤・湿潤剤
分類	添加物
毒性	高濃度のものは、粘膜に刺激を与える。溶血作用がある
総合危険度	★
発ガン	
アレルギー	◎

グリチルリチン酸（ジカリウム）

使用対象品	化粧水・薬用石けん・育毛剤
使用目的	抗炎剤
分類	有効成分
毒性	かゆみや刺激感などの過敏症状を起こす（→市販薬データ表参照）
総合危険度	★
発ガン	
アレルギー	◎

クルクミン

使用対象品	各化粧品
使用目的	ジケトン系天然色素
分類	添加物
毒性	毒性は低い
総合危険度	★
発ガン	
アレルギー	

グルコン酸クロルヘキシジン

使用対象品	皮膚薬・液状化粧品
使用目的	殺菌剤・防腐剤
分類	表示指定成分
毒性	まれに発疹、不快感、めまいまどの過敏症状を起こす。アレルギーを引き起こす。突然変異性がある（→市販薬データ表参照）
総合危険度	★★
発ガン	
アレルギー	◎

グレープスキンエキス

使用対象品	各化粧品
使用目的	フラボノイド系色素
分類	添加物
毒性	変異原性の疑いがある
総合危険度	★★
発ガン	◎
アレルギー	

クレゾール

使用対象品	皮膚薬・アイローション・ヘアローション・その他各化粧品
使用目的	殺菌剤・防腐剤
分類	表示指定成分
毒性	皮膚から吸収される。皮膚発疹、吹き出物などを起こす。飲むと、消化不良、神経失調、失神、めまい、精神異常、黄疸、尿毒症を起こす
総合危険度	★★
発ガン	
アレルギー	◎

クロシン

使用対象品	各化粧品
使用目的	カロチノイド系色素
分類	添加物
毒性	毒性は低い
総合危険度	★
発ガン	
アレルギー	

クロムブラウンＲＨ

使用対象品	ヘアダイ
使用目的	染毛剤
分類	表示指定成分
毒性	強い皮膚刺激があり、アレルギーを引き起こす。発ガン性の報告がある
総合危険度	★★★
発ガン	◎
アレルギー	◎

クロラミンＴ

使用対象品	うがい液・マニキュア
使用目的	保存剤・殺菌剤・防腐剤
分類	表示指定成分
毒性	皮膚、粘膜を刺激し、アレルギー反応を起こす。血液に入ると、全身に毒性がおよぶ
総合危険度	★★
発ガン	
アレルギー	◎

クロルキシレノール

使用対象品	デオドラント・ヘアトニック・シェービングクリーム
使用目的	殺菌剤・防腐剤
分類	表示指定成分
毒性	皮膚、粘膜を強く刺激し、はれ、にきび、吹き出物、じんましん、発疹を起こす。皮膚、粘膜にただれを起こし、皮膚の毛細血管をけいれんさせ、壊疽などの強い障害を起こす。皮膚から吸収され、中毒死することがある。発ガン性がある
総合危険度	★★★
発ガン	◎
アレルギー	◎

クロルクレゾール

使用対象品	皮膚薬・アイローション・ヘアローション・その他各化粧品
使用目的	殺菌剤・防腐剤
分類	表示指定成分
毒性	皮膚から吸収される。皮膚発疹、吹き出物などを起こす。飲むと、消化不良、神経失調、失神、めまい、精神異常、黄疸、尿毒症を起こす
総合危険度	★★
発ガン	
アレルギー	◎

クロルフェネシン

使用対象品	化粧クリーム全般
使用目的	殺菌剤・防腐剤
分類	表示指定成分
毒性	刺激性が強い
総合危険度	★★
発ガン	
アレルギー	◎

クロロフィル

使用対象品	各化粧品
使用目的	ポルフィリン系天然色素
分類	添加物
毒性	毒性は低い
総合危険度	★
発ガン	
アレルギー	

クロロブタノール

使用対象品	内用剤・皮膚薬・点眼薬・ベビーオイル・アイローション
使用目的	殺菌剤・防腐剤・保存剤・酸化防止剤
分類	表示指定成分
毒性	皮膚炎が報告されている。飲むと、むかつき、嘔吐、胃炎、多量では精神錯乱、昏睡、呼吸および心臓機能低下に陥る
総合危険度	★★
発ガン	
アレルギー	◎

コウジ酸

使用対象品	各化粧品
使用目的	美白効果
分類	有効成分
毒性	染色体異常の疑いがある。肝臓がん等の関連の疑いがあるため、現在試験が実施されている。結果が出るまで製造・輸入を見合わせられている（平成15年3月7日厚生労働省医薬局安全対策課発表）
総合危険度	★★
発ガン	◎
アレルギー	

合成香料

使用対象品	皮膚薬・石けん・シャンプー・歯みがき・ヘアトニック・クリームなど
使用目的	着香料
分類	添加物
毒性	アレルギー作用を示すものもある。アルデヒド類が変異原性を示す。多くの場合、毒性は不明である
総合危険度	★★～★★★（物質により異なる）
発ガン	◎（物質により異なる）
アレルギー	◎

合成樹脂

使用対象品	整髪料・整髪スプレー
使用目的	セット剤
分類	添加物
毒性	アレルギー作用を示すものもある
総合危険度	★★
発ガン	
アレルギー	◎

黒色401号

使用対象品	各化粧品
使用目的	着色料（タール色素）
分類	表示指定成分
毒性	発ガン性の疑いがある
総合危険度	★★★
発ガン	◎
アレルギー	◎

コラーゲン

使用対象品	各基礎化粧品
使用目的	保湿有効成分
分類	有効成分
毒性	毒性は低い
総合危険度	★
発ガン	
アレルギー	

コロイドイオウ

使用対象品	フケとりシャンプー・ヘアトニック・にきびとりクリーム他
使用目的	薬効成分
分類	有効成分
毒性	皮膚に刺激がある。頭皮から吸収され、死亡した例が報告されている
総合危険度	★★
発ガン	
アレルギー	◎

コンドロイチン

使用対象品	各基礎化粧品
使用目的	保湿有効成分
分類	有効成分
毒性	毒性は低い
総合危険度	★
発ガン	
アレルギー	

酢酸エステル［リボフラビン］

使用対象品	各化粧品
使用目的	フラビン系色素
分類	添加物
毒性	光毒性の疑いがある
総合危険度	★
発ガン	
アレルギー	◎

酢酸トコフェロール

使用対象品	内用剤・皮膚薬・育毛剤・各化粧品
使用目的	酸化防止剤・ビタミンE効果（血行促進）
分類	表示指定成分
毒性	毒性は低い（→市販薬データ表参照）
総合危険度	★
発ガン	
アレルギー	

酢酸ポリオキシエチレンラウリルエーテルラノリンアルコール

使用対象品	化粧水・ヘアローション・ハンドクリーム・ハンドローション
使用目的	乳化剤・界面活性剤
分類	表示指定成分
毒性	接触性皮膚炎を起こす。アレルギー性がある
総合危険度	★★
発ガン	
アレルギー	◎

酢酸ラノリン（アルコール）

使用対象品	皮膚薬・クリーム類・乳液・リンス・ローション類
使用目的	クリーム剤
分類	表示指定成分
毒性	接触性皮膚発疹やアレルギー性皮膚炎を起こす
総合危険度	★★
発ガン	
アレルギー	◎

サッカリン（ナトリウム）

使用対象品	内用剤・歯みがき
使用目的	香味剤
分類	添加物
毒性	低純度のものは、染色体異常を起こす。動物実験で、子宮ガン、膀胱ガンの報告がある。最近の実験では高純度のものは無害とされている
総合危険度	★★★
発ガン	◎
アレルギー	◎

殺菌剤

使用対象品	各化粧品
使用目的	殺菌剤
分類	添加物
毒性	殺菌消毒作用のある物質の総称。物質により毒性は異なる
総合危険度	★★～★★★（物質により異なる）
発ガン	◎
アレルギー	◎

サフロールイエロー

使用対象品	各化粧品
使用目的	フラボノイド系色素
分類	添加物
毒性	変異原性の疑いがある
総合危険度	★★
発ガン	◎
アレルギー	

サリチル酸（塩）

使用対象品	内用剤・軟膏・育毛剤・ヘアトニック・各化粧品
使用目的	保存剤・防腐剤・殺菌剤
分類	表示指定成分
毒性	皮膚、粘膜を刺激、ただれや発疹を起こす。角膜を剥離する。染色体異常を誘発。飲むと、嘔吐、下痢、腹痛、呼吸亢進、精神不安、食欲減退、精神障害、興奮などにより死に至る（→市販薬データ表参照）
総合危険度	★★
発ガン	
アレルギー	◎

サリチル酸フェニル

使用対象品	皮膚薬・サンタンローション・サンタンオイル
使用目的	紫外線吸収剤
分類	表示指定成分
毒性	皮膚、粘膜を刺激する。アレルギー性がある
総合危険度	★★
発ガン	
アレルギー	◎

酸化チタン

使用対象品	歯みがき・口紅・白粉・ファンデーション他
使用目的	白色顔料・研磨剤
分類	添加物
毒性	皮膚毒性は低い。粉末を吸収すると気道、呼吸器系を刺激する
総合危険度	★
発ガン	
アレルギー	

1-4-ジアミノアントラキノン

使用対象品	ヘアダイ
使用目的	染毛剤
分類	表示指定成分
毒性	強い皮膚刺激があり、アレルギーを引き起こす。発ガン性の報告がある
総合危険度	★★★
発ガン	◎
アレルギー	◎

2-6-ジアミノピリジン

使用対象品	ヘアダイ
使用目的	染毛剤
分類	表示指定成分
毒性	皮膚障害を起こすことがある
総合危険度	★★
発ガン	
アレルギー	◎

ジイソプロパノールアミン

使用対象品	皮膚薬・各化粧品
使用目的	保存剤・カビ防止剤・アルカリ剤（中和剤）
分類	表示指定成分
毒性	皮膚、粘膜を刺激する。皮膚がアルカリで溶けてアミン障害を起こす
総合危険度	★★
発ガン	
アレルギー	◎

ジエタノールアミン

使用対象品	皮膚薬・クレンジング剤・シャンプー・各化粧品
使用目的	乳化剤・分散剤・湿潤剤・希釈剤・起泡剤
分類	表示指定成分
毒性	目、皮膚、粘膜を刺激する。肺炎、肝臓や腎臓の障害を起こすことがある
総合危険度	★★
発ガン	
アレルギー	◎

ジオウ［地黄］

使用対象品	各基礎化粧品
使用目的	保湿・細胞賦活剤・皮膚柔軟化
分類	有効成分
毒性	飲むと、胃腸障害を起こすことがある
総合危険度	★
発ガン	
アレルギー	

紫外線吸収剤

使用対象品	ＵＶ化粧品・サンタンローション・サンタンオイル
使用目的	紫外線吸収剤
分類	添加物
毒性	紫外線吸収作用のある物質の総称。毒性は物質により異なる
総合危険度	★★～★★★（物質により異なる）
発ガン	◎（物質により異なる）
アレルギー	◎（物質により異なる）

システイン（硫酸塩）

使用対象品	パーマネント剤
使用目的	パーマネント剤
分類	表示指定成分
毒性	皮膚障害を起こすことがある
総合危険度	★★
発ガン	
アレルギー	◎

シソニン

使用対象品	各化粧品
使用目的	フラボノイド系色素
分類	添加物
毒性	変異原性の疑いがある
総合危険度	★★
発ガン	◎
アレルギー	

シノキサート

使用対象品	サンタンローション・サンタンオイル・香水
使用目的	紫外線吸収剤
分類	表示指定成分
毒性	皮膚を刺激する。アレルギー性皮膚発疹を起こす
総合危険度	★★
発ガン	
アレルギー	◎

ジフェニルアミン

使用対象品	ヘアダイ
使用目的	染毛剤
分類	表示指定成分
毒性	強い皮膚刺激があり、アレルギーを引き起こす。発ガン性の報告がある
総合危険度	★★★
発ガン	◎
アレルギー	◎

ジブチルヒドロキシトルエン［ＢＨＴ］

使用対象品	内用剤・皮膚薬・各化粧品
使用目的	酸化防止剤・食品添加物
分類	表示指定成分
毒性	皮膚炎、過敏症を起こす。飲むと、血清コレステロールが上昇したり、異常行動を起こす。体重低下、脱毛が報告されている。発ガン性の疑いがある。変異原性がある
総合危険度	★★★
発ガン	◎
アレルギー	◎

ジプロピレングリコール［プロピレングリコール］

使用対象品	育毛剤・シャンプー・リンス・制汗剤・各化粧品
使用目的	保湿剤
分類	添加物
毒性	接触性皮膚炎を起こす。飲むと、腎臓障害を起こす。溶血性がある
総合危険度	★
発ガン	
アレルギー	

脂肪酸アルカノールアミド［DA・AZ］

使用対象品	シャンプー
使用目的	乳化剤・分散剤
分類	添加物
毒性	亜硝酸塩と結合すると、発ガン物質であるニトロソアミンを生成する
総合危険度	★★
発ガン	◎
アレルギー	

臭化アルキルイソキノリニウム

使用対象品	フケ・カユミ用シャンプー・リンス
使用目的	殺菌剤・防腐剤
分類	表示指定成分
毒性	皮膚毒性は低いが、アレルギー性がある
総合危険度	★
発ガン	
アレルギー	◎

臭化セチルトリメチルアンモニウム

使用対象品	各化粧品
使用目的	防腐剤・殺菌剤・界面活性剤
分類	表示指定成分
毒性	皮膚毒性は低いが、アレルギー性がある。飲むと、むかつき、嘔吐、けいれん、ひきつけ、昏睡を起こす
総合危険度	★
発ガン	
アレルギー	◎

臭化ドミフェン

使用対象品	各化粧品
使用目的	防腐剤・界面活性剤・殺菌消毒剤
分類	表示指定成分
毒性	皮膚毒性は低いが、アレルギー性がある
総合危険度	★
発ガン	
アレルギー	◎

重質炭酸カルシウム

使用対象品	歯みがき
使用目的	研磨剤
分類	添加物
毒性	毒性は低い
総合危険度	★
発ガン	
アレルギー	

収れん剤

使用対象品	基礎化粧品
使用目的	収れん剤
分類	添加物
毒性	皮膚を収れん（ひきしめる）作用のある物質の総称。物質により毒性は異なる
総合危険度	★★～★★★（物質により異なる）
発ガン	
アレルギー	◎

ショウキョウチンキ

使用対象品	化粧水・パック・皮膚薬・ヘアトニック・ヘアローション
使用目的	止痒剤・育毛有効成分
分類	表示指定成分
毒性	皮膚毒性は低いが、アレルギー性がある
総合危険度	★
発ガン	
アレルギー	◎

ショ糖脂肪酸エステル

使用対象品	歯みがき
使用目的	発泡剤
分類	添加物
毒性	動物実験で吸収障害、下痢が見られた。催奇形性の疑いがある
総合危険度	★★
発ガン	
アレルギー	

水酸化アルミニウム

使用対象品	歯みがき
使用目的	研磨剤
分類	添加物
毒性	アルツハイマー病の原因になるという説がある
総合危険度	★★
発ガン	
アレルギー	

スクワラン

使用対象品	マッサージクリーム・フェイスパックなど
使用目的	皮脂類似成分（深海鮫抽出液）・保湿剤・湿潤剤
分類	有効成分
毒性	毒性は低い
総合危険度	★
発ガン	
アレルギー	

ステアリルアルコール［セトステアリルアルコール］

使用対象品	内用剤・皮膚薬・リンス・シャンプー・脱毛剤・洗顔剤
使用目的	乳化安定助剤・消泡剤・潤滑剤
分類	表示指定成分
毒性	皮膚毒性は低いが、アレルギー性がある
総合危険度	★
発ガン	
アレルギー	◎

ステアリン酸ソーダ

使用対象品	石けん・デオドラント・クリーム類・ファンデーション
使用目的	界面活性剤
分類	添加物
毒性	アレルギーを起こす。飲むと、下痢、嘔吐、胃腸痛を起こす
総合危険度	★★
発ガン	
アレルギー	◎

スルフォ石炭酸亜鉛

使用対象品	化粧水（アストリンゼン）
使用目的	収れん剤
分類	有効成分
毒性	毒性はまだよくわかっていないが、アレルギーを起こす可能性がある
総合危険度	★★
発ガン	
アレルギー	◎

青色○号

使用対象品	各化粧品
使用目的	着色料（タール色素）
分類	表示指定成分
毒性	多くのものに発ガン性がある。200号台は特に毒性が強い
総合危険度	★★★
発ガン	◎
アレルギー	◎

赤色○号

使用対象品	各化粧品
使用目的	着色剤（タール色素）
分類	表示指定成分
毒性	多くのものに発ガン性がある。特に200号台は毒性が強い。219号は黒皮症の原因になる
総合危険度	★★★
発ガン	◎
アレルギー	◎

セタノール

使用対象品	内用剤・皮膚薬・シャンプー・リンス・制汗剤・各化粧品
使用目的	乳化安定助剤
分類	表示指定成分
毒性	皮膚毒性は低いが、アレルギー性がある
総合危険度	★
発ガン	
アレルギー	◎

セチル硫酸（塩）

使用対象品	皮膚薬・各化粧品
使用目的	界面活性剤
分類	表示指定成分
毒性	皮膚刺激がある。動物実験で受精卵死亡の報告がある
総合危険度	★★
発ガン	
アレルギー	◎

セトステアリルアルコール［ステアリルアルコール］

使用対象品	内用剤・皮膚薬・ヘアリンス・シャンプー・脱毛剤・洗顔クリームなどのクリーム類
使用目的	乳化安定助剤・消泡剤・潤滑剤
分類	表示指定成分
毒性	皮膚毒性は低いが、アレルギー性がある
総合危険度	★
発ガン	
アレルギー	◎

セラック

使用対象品	ヘアースプレー
使用目的	皮膜形成剤
分類	表示指定成分
毒性	皮膚毒性は低いが、アレルギー性がある
総合危険度	★
発ガン	
アレルギー	◎

センブリエキス

使用対象品	育毛剤
使用目的	育毛有効成分
分類	有効成分
毒性	発疹などの過敏症を起こす
総合危険度	★
発ガン	
アレルギー	◎

ソルビット［ソルビトール］

使用対象品	歯みがき・うがい液・シャンプー・アフターシェービングローション・各化粧品
使用目的	保湿剤・柔軟剤
分類	有効成分
毒性	皮膚毒性は弱い。飲むと、下痢を起こす（→市販薬データ表参照）
総合危険度	★
発ガン	
アレルギー	

ソルビン酸（塩）

使用対象品	内用剤・皮膚薬・クリーム類
使用目的	乳化剤・カビ防止剤・保存剤・湿潤剤・希釈剤
分類	表示指定成分
毒性	敏感な皮膚、粘膜を刺激する。環境中の亜硝酸と反応すると、発ガン性が生じる
総合危険度	★★★
発ガン	◎
アレルギー	◎

タール色素

使用対象品	各化粧品
使用目的	着色剤
分類	表示指定成分
毒性	多くのものに発ガン性がある。アゾ色素系は皮膚吸収されアレルギー反応を起こし、黒皮症の原因とされるものもある。変異原性、発ガン性を示すものもある
総合危険度	★★★
発ガン	◎
アレルギー	◎

だいだい○号

使用対象品	各化粧品
使用目的	タール色素
分類	表示指定成分
毒性	203、204、205、401、402、403はアレルギー、黒皮症の原因になる。発ガン性がある。201、202は、紫外線により皮膚への刺激、発赤を起こす
総合危険度	★★★
発ガン	◎
アレルギー	◎

チオグリコール酸（ナトリウム）

使用対象品	パーマネント液・毛髪用化粧品・除毛クリーム
使用目的	脱色・収れん
分類	表示指定成分
毒性	毛髪を痛める。皮膚に刺激、激しいアレルギー反応を起こし、肌にブツブツができる
総合危険度	★★
発ガン	
アレルギー	◎

チモール

使用対象品	皮膚薬・歯みがき・シャンプー・ヘアトニック
使用目的	カビ防止剤・殺菌剤・防腐剤
分類	表示指定成分
毒性	皮膚アレルギーを起こす場合がある。飲むと、嘔吐、下痢、めまい、心臓機能低下、頭痛、耳鳴り、アルブミン尿、循環器障害を起こす
総合危険度	★★
発ガン	
アレルギー	◎

直鎖型アルキルベンゼンスルホン酸ナトリウム

使用対象品	内用剤・皮膚薬・各化粧品
使用目的	界面活性剤
分類	表示指定成分
毒性	脂肪を取り除き、皮膚が乾燥する。アレルギーを引き起こす。催奇形性の疑いがある
総合危険度	★★
発ガン	◎
アレルギー	◎

チラム

使用対象品	石けん・シャンプー
使用目的	防腐剤・殺菌剤
分類	表示指定成分
毒性	皮膚、粘膜、胃、のどを刺激する。アレルギー性接触しっしんが報告されている。突然変異性がある
総合危険度	★★
発ガン	
アレルギー	◎

ＤＡ［脂肪酸アルカノールアミド・ＡＺ］

使用対象品	シャンプー
使用目的	乳化剤・分散剤
分類	添加物
毒性	亜硝酸塩と結合すると、発ガン物質であるニトロソアミンを生成する
総合危険度	★★
発ガン	◎
アレルギー	

デヒドロ酢酸（塩）

使用対象品	内用剤・皮膚薬・歯みがき・シャンプー・各化粧品
使用目的	防カビ剤・防腐剤・食品添加物
分類	表示指定成分
毒性	皮膚毒性は低い。催奇形性が指摘されている。飲み下すと、嘔吐、けいれん、ひきつけ、肝臓機能障害を起こす
総合危険度	★
発ガン	
アレルギー	

天然絹タンパク

使用対象品	洗顔料
使用目的	洗浄剤
分類	添加物
毒性	毒性はよくわかっていない
総合危険度	?
発ガン	
アレルギー	

天然香料

使用対象品	自然化粧品
使用目的	着香料
分類	添加物
毒性	急性毒性は比較的低いが、変異原性を示すものがある
総合危険度	★
発ガン	◎
アレルギー	

天然ゴムラテックス

使用対象品	皮膚薬・フェイスパック・フェイスマスク
使用目的	パック分基剤・ロウ成分・皮膜剤
分類	表示指定成分
毒性	皮膚、粘膜を刺激し、発疹、はれ、小泡、水ぶくれ、こぶを起こす。目の障害、角膜潰瘍が報告されている
総合危険度	★★
発ガン	
アレルギー	◎

天然色素

使用対象品	各化粧品
使用目的	着色剤
分類	添加物
毒性	一般に急性毒性は低いが、フラボノイド系のものに変異原性が、フラビン系のものに光毒性がある
総合危険度	★
発ガン	◎
アレルギー	

トウガラシチンキ

使用対象品	皮膚薬・育毛剤・ヘアトニック・ヘアローション
使用目的	育毛成分・止痒剤
分類	表示指定成分
毒性	強い皮膚刺激がある
総合危険度	★★
発ガン	
アレルギー	◎

トコフェロール

使用対象品	内用剤・皮膚薬・各化粧品
使用目的	酸化防止剤・ビタミンE効果（血行促進）
分類	表示指定成分
毒性	毒性は低い
総合危険度	★
発ガン	
アレルギー	

トラガント

使用対象品	内用剤・皮膚薬・各化粧品
使用目的	乳化剤・ロウ成分・高分子化合物・ゴム質
分類	表示指定成分
毒性	皮膚炎を起こす。アレルギーを起こす。飲むと、腹痛、ぜんそくを起こす
総合危険度	★★
発ガン	
アレルギー	◎

トリイソプロパノールアミン［プロピルアルコール］

使用対象品	皮膚薬・化粧水・香水
使用目的	溶剤
分類	表示指定成分
毒性	脂肪を除去するので皮膚を乾燥させ、ひび割れを起こす
総合危険度	★★
発ガン	
アレルギー	◎

トリエタノールアミン

使用対象品	皮膚薬・クレンジング剤・各化粧品
使用目的	乳化剤・分散剤・湿潤剤・希釈剤
分類	表示指定成分
毒性	皮膚から吸収され、皮膚、粘膜、目を刺激する。また肝臓や腎臓に障害を起こす。亜硝酸と反応すると、発ガン性物質のニトロソ化合物が生成される
総合危険度	★★★
発ガン	◎
アレルギー	◎

トリクロサン

使用対象品	石けん・デオドラントなど
使用目的	防腐剤・殺菌剤
分類	表示指定成分
毒性	化学変化すると、猛毒のダイオキシンを生成する可能性がある
総合危険度	★
発ガン	
アレルギー	

トリクロロカルバニリド［トリクロカルバン］

使用対象品	石けん・シャンプー・クレンジングクリーム・薬用化粧品
使用目的	防腐剤・殺菌剤
分類	表示指定成分
毒性	皮膚を刺激する。メトヘモグロビン血症を起こす
総合危険度	★★
発ガン	
アレルギー	◎

トルエン-2･5-ジアミン（塩）

使用対象品	ヘアダイ
使用目的	染毛剤
分類	表示指定成分
毒性	強い皮膚刺激があり、アレルギーを引き起こす。発ガン性の報告がある
総合危険度	★★★
発ガン	◎
アレルギー	◎

トルエン-3･4-ジアミン（塩）

使用対象品	ヘアダイ
使用目的	染毛剤
分類	表示指定成分
毒性	強い皮膚刺激があり、アレルギーを引き起こす。発ガン性の報告がある
総合危険度	★★★
発ガン	◎
アレルギー	◎

ニコチン酸ベンジル

使用対象品	消炎剤
使用目的	ビタミン栄養成分
分類	表示指定成分
毒性	アレルギー性反応による発疹、かゆみ、食欲不振、肝臓障害を起こす
総合危険度	★★
発ガン	
アレルギー	◎

二酸化チタン

使用対象品	メイクアップ化粧品・ＵＶ化粧品
使用目的	顔料（白色）・紫外線散乱剤
分類	添加物
毒性	粉末を吸い込むと気道を刺激する。肺ガンの報告もある
総合危険度	★★
発ガン	◎
アレルギー	

ニトロパラフェニレンジアミン

使用対象品	ヘアダイ
使用目的	染毛剤
分類	表示指定成分
毒性	強い皮膚刺激があり、アレルギーを引き起こす。発ガン性の報告がある
総合危険度	★★★
発ガン	◎
アレルギー	◎

乳酸（ナトリウム）

使用対象品	粘膜用外用剤・スキンローション・アストリンゼン・漂白クリーム
使用目的	角質溶解剤・殺菌剤・保湿剤
分類	添加物
毒性	皮膚にただれを起こす。飲むと、急性出血性胃炎を起こす
総合危険度	★★
発ガン	
アレルギー	◎

ニンジン

使用対象品	各基礎化粧品
使用目的	保湿・血行促進・薬効成分・細胞賦活剤
分類	有効成分
毒性	発疹やむくみを起こすことがある
総合危険度	★
発ガン	
アレルギー	◎

ネオタカナール

使用対象品	育毛剤
使用目的	育毛有効成分
分類	有効成分
毒性	毒性はよくわかっていない
総合危険度	?
発ガン	
アレルギー	

ノニル酸バニリルアミド

使用対象品	皮膚薬・ヘアトニック・ヘアローション
使用目的	育毛成分
分類	表示指定成分
毒性	アレルギーを起こすことがある。動物実験で、成長遅延、心筋、肝臓、腎臓、肺、脾臓、胃に障害の報告がある
総合危険度	★★
発ガン	
アレルギー	◎

ハイビスカス色素

使用対象品	各化粧品
使用目的	着色料（フラボノイド系色素）
分類	添加物
毒性	変異原性の疑いがある
総合危険度	★★
発ガン	◎
アレルギー	

バニリン

使用対象品	内用剤
使用目的	香料（バニラ）
分類	添加物
毒性	成長障害を起こす
総合危険度	★★
発ガン	
アレルギー	

パラアミノ安息香酸-エステル〈エチル〉

使用対象品	内用剤・皮膚薬・点眼薬・日焼け止め効果の各化粧品
使用目的	紫外線吸収剤
分類	表示指定成分
毒性	肌への刺激がある。皮膚内に吸収されるとかえって紫外線を吸収してしまう。知覚マヒ。過敏症を起こす。麻酔作用がある
総合危険度	★★
発ガン	
アレルギー	◎

パラアミノ-フェノール〈オルトクレゾール・フェニルスルファミン酸〉

使用対象品	ヘアダイ
使用目的	染毛剤
分類	表示指定成分
毒性	皮膚、粘膜に激しい刺激があり過敏症となる。皮膚炎から発疹が生じ、顔、背中、のどにまで広がる。発熱、ぜんそくなども起こる。強い変異原性があり、特に光の存在で一層増強される。発ガン性の疑いが強い
総合危険度	★★★
発ガン	◎
アレルギー	◎

パラオキシ安息香酸（メチル・ブチル）

使用対象品	内用剤・皮膚薬・点眼薬・歯みがき・各化粧品
使用目的	防腐剤・殺菌剤
分類	表示指定成分
毒性	皮膚毒性は低い。飲むと強い急性毒性がある。動物実験で肺炎、肝硬変、染色体異常の報告がある
総合危険度	★★
発ガン	
アレルギー	

パラオキシノ安息香酸エステル類［パラベン］

使用対象品	軟膏・歯みがき・リンス・クリーム類・各化粧品
使用目的	殺菌・防カビ・保存剤
分類	表示指定成分
毒性	接触皮膚炎やアレルギー性しっしんを起こす。飲むと、むかつき、嘔吐、酸性症、掻痒症、薬物発疹、発熱、メトヘモグロビン血症、肝炎を起こす
総合危険度	★★
発ガン	
アレルギー	◎

パラクロルフェノール

使用対象品	各化粧品
使用目的	防腐剤・消毒殺菌剤
分類	表示指定成分
毒性	皮膚、粘膜を強く刺激し、はれ、にきび、じんましん、発疹を起こす。皮膚、粘膜にただれを起こし、毛細血管をけいれんさせ、壊疽などの強い障害を起こす。皮膚から吸収され、中毒死することがある。発ガン性がある
総合危険度	★★★
発ガン	◎
アレルギー	◎

パラニトロ（オルト）フェニレンジアミン

使用対象品	ヘアダイ
使用目的	染毛剤
分類	表示指定成分
毒性	強い皮膚刺激があり、アレルギーを引き起こす。発ガン性の報告がある
総合危険度	★★★
発ガン	◎
アレルギー	◎

パラフィン

使用対象品	コールドクリーム・脱毛ワックス・口紅・保護クリーム
使用目的	クリーム剤
分類	添加物
毒性	皮膚を刺激し、しっしんを起こす。精製純度の低い粗悪品は、パラフィンガンといわれるガンを起こす。またガンになりやすい条件をつくるといわれる。（日本製は精製純度が高く毒性低いといわれている）
総合危険度	★★～★★★（精製の程度による）
発ガン	◎（精製純度の低い粗悪品に）
アレルギー	◎

パラフェニレンジアミン（塩）

使用対象品	ヘアダイ
使用目的	染毛剤
分類	表示指定成分
毒性	強い皮膚刺激があり、アレルギーを引き起こす。発ガン性の報告がある
総合危険度	★★★
発ガン	◎
アレルギー	◎

パラフェノールスルホン酸亜鉛

使用対象品	化粧水
使用目的	収れん剤
分類	表示指定成分
毒性	アレルギー性がある
総合危険度	★
発ガン	
アレルギー	◎

パラベン［パラオキシノ安息香酸エステル類］

使用対象品	軟膏・歯みがき・リンス・クリーム類・各化粧品
使用目的	殺菌・防カビ・保存剤
分類	表示指定成分
毒性	接触皮膚炎やアレルギー性しっしんを起こす。飲むと、むかつき、嘔吐、酸性症、掻痒症、薬物発疹、発熱、メトヘモグロビン血症、肝炎を起こす
総合危険度	★★
発ガン	
アレルギー	◎

パラメチルアミノフェノール（硫酸塩）

使用対象品	ヘアダイ
使用目的	染毛剤
分類	表示指定成分
毒性	強い皮膚刺激があり、アレルギーを引き起こす。発ガン性の報告がある
総合危険度	★★★
発ガン	◎
アレルギー	◎

ハロカルバン

使用対象品	石けん・シャンプー・シェービングクリーム・化粧水
使用目的	殺菌剤・収れん剤
分類	表示指定成分
毒性	皮膚を刺激する
総合危険度	★
発ガン	
アレルギー	◎

パンテノール［パントテニールエチルエーテル］

使用対象品	育毛剤・ヘアローション
使用目的	栄養成分・育毛剤
分類	有効成分
毒性	毒性は低い（→市販薬データ表参照）
総合危険度	★
発ガン	
アレルギー	

バンドロフスキーベース

使用対象品	ヘアダイ
使用目的	染毛剤
分類	表示指定成分
毒性	アレルギー性皮膚炎を起こすことがある
総合危険度	★
発ガン	
アレルギー	◎

ヒアルロン酸

使用対象品	各化粧品
使用目的	保湿・保水有効成分
分類	有効成分
毒性	今のところ毒性はない
総合危険度	★
発ガン	
アレルギー	

ＰＥＧ［ポリオキシエチレン脂肪酸エステル・FAE］

使用対象品	内用剤・皮膚薬・化粧品
使用目的	乳化剤
分類	界面活性剤
毒性	製造過程で発ガン物質であるジオキサンの混入の恐れがある
総合危険度	★★
発ガン	◎
アレルギー	

BHA［ブチルヒドロキシアニソール］

使用対象品	内用剤・皮膚薬・各化粧品
使用目的	酸化防止剤・食品添加物
分類	表示指定成分
毒性	皮膚毒性は低い。飲むと、歩行失調、呼吸亢進、消化器出血、潰瘍形成、肝臓うっ血を起こす。発ガン性の疑いがある
総合危険度	★★
発ガン	◎
アレルギー	◎

BHT［ジブチルヒドロキシトルエン］

使用対象品	内用剤・皮膚薬・各化粧品
使用目的	酸化防止剤・食品添加物
分類	表示指定成分
毒性	皮膚炎、過敏症を起こす。飲むと、血清コレステロール上昇したり異常行動を起こす。体重低下、脱毛が報告されている。発ガン性の疑いがある。変異原性がある
総合危険度	★★★
発ガン	◎
アレルギー	◎

ビートレット

使用対象品	各化粧品
使用目的	ベタシアニジン系天然色素
分類	添加物
毒性	毒性は低い
総合危険度	★
発ガン	
アレルギー	

ピクラミン酸（ナトリウム）

使用対象品	ヘアダイ
使用目的	染毛剤
分類	表示指定成分
毒性	アレルギー性皮膚炎を起こすことがある
総合危険度	★
発ガン	
アレルギー	◎

ビタミン類

使用対象品	各化粧品
使用目的	栄養成分
分類	有効成分
毒性	毒性は、比較的低いが、化粧品としての有効性はあまり認められないという説もある
総合危険度	★
発ガン	
アレルギー	

2-（2-ヒドロキシ-5-メチルフェニル）ベンゾトリアゾール

使用対象品	サンタンローション・サンタンオイル
使用目的	紫外線吸収剤
分類	表示指定成分
毒性	アレルギー性がある
総合危険度	★★
発ガン	
アレルギー	◎

ヒドロキノン

使用対象品	ヘアダイ
使用目的	染毛剤
分類	表示指定成分
毒性	強い皮膚刺激があり、アレルギーを引き起こす。発ガン性の報告がある
総合危険度	★★★
発ガン	◎
アレルギー	◎

ヒノキチオール（ツヤプリシン）

使用対象品	フェイスパウダー・育毛剤
使用目的	育毛有効成分
分類	保存剤・抗菌剤・有効成分
毒性	動物実験で副腎皮質の脂肪類粒の増加及び肝小葉の単核細胞浸潤が認められた（無毒性量は5mg/kg/day）。細菌を使用した試験で変異原性・染色体異常。動物実験では陰性。急性経口LD50＝マウスで399〜504mg/kg
総合危険度	★★
発ガン	
アレルギー	

ピロガロール

使用対象品	ヘアダイ・白髪染
使用目的	染毛剤
分類	表示指定成分
毒性	皮膚、粘膜への刺激は極めて強く発疹、色素沈着を起こす。皮膚からの吸収のため中毒死することがあるので、広い範囲に用いることは危険である。飲むと、肝臓、腎臓に激しい障害を起こし、昏睡、虚脱から死に至る
総合危険度	★★★
発ガン	
アレルギー	◎

ヒ

医薬部外品

ピロリドンカルボン酸

使用対象品	基礎化粧品
使用目的	保湿成分
分類	有効成分
毒性	毒性は低い
総合危険度	★
発ガン	
アレルギー	

フェニルパラフェニレンジアミン（塩）

使用対象品	ヘアダイ
使用目的	染毛剤
分類	表示指定成分
毒性	強い皮膚刺激があり、アレルギーを引き起こす。発ガン性の報告がある
総合危険度	★★★
発ガン	◎
アレルギー	◎

フェニレンジアミン

使用対象品	ヘアダイ
使用目的	染毛剤
分類	添加物
毒性	皮膚、粘膜に激しい刺激があり、過敏症となる。皮膚炎から発疹が生じ、顔、背中、のどにまで広がる。発熱、ぜんそくなども起こる。強い変異原性があり、特に光の存在で一層増強される。発ガン性の疑いが強い。
総合危険度	★★★
発ガン	◎
アレルギー	◎

フェノール［イソプロピルメチルフェノール・イソプロピルメチルエーテル］

使用対象品	内用剤・軟膏・脱毛剤・シェービングクリーム・整髪料他
使用目的	殺菌剤・防腐剤・防カビ剤・酸化防止剤・紫外線吸収
分類	表示指定成分
毒性	皮膚、粘膜を強く刺激し、はれ、にきび、じんましん、発疹を起こす。皮膚、粘膜にただれを起こし、皮膚の毛細血管をけいれんさせ、壊疽などの強い障害を起こす。皮膚から吸収され、中毒死することがある。発ガン性がある
総合危険度	★★★
発ガン	◎
アレルギー	◎

フェノキシエタノール

使用対象品	各化粧品
使用目的	防腐剤
分類	添加物
毒性	皮膚、粘膜を刺激し、体内に吸収される。麻酔作用がある
総合危険度	★★
発ガン	
アレルギー	◎

ブチルヒドロキシアニソール［ＢＨＡ］

使用対象品	内用剤・皮膚薬・各化粧品
使用目的	酸化防止剤・食品添加物
分類	表示指定成分
毒性	皮膚毒性は低い。飲むと、歩行失調、呼吸亢進、消化器出血、潰瘍形成、肝臓うっ血を起こす。発ガン性の疑いがある
総合危険度	★★
発ガン	◎
アレルギー	◎

ブラジリン

使用対象品	各化粧品
使用目的	天然色素
分類	添加物
毒性	毒性は低い
総合危険度	★
発ガン	
アレルギー	

プラセンタ（エキス・リキッド）

使用対象品	薬用化粧品
使用目的	保湿有効成分・美白剤・細胞賦活剤・消炎
分類	有効成分
毒性	皮膚毒性は低い。有効性は確認されていない
総合危険度	★
発ガン	
アレルギー	

プロピルアルコール［トリイソプロパノールアミン］

使用対象品	皮膚薬・化粧水・香水
使用目的	溶剤
分類	表示指定成分
毒性	脂肪を除去するので皮膚を乾燥させ、ひび割れを起こす
総合危険度	★★
発ガン	
アレルギー	◎

プロピレングリコール［ジプロピレングリコール］

使用対象品	育毛剤・シャンプー・リンス・制汗剤・各化粧品
使用目的	保湿剤・乳化剤・殺菌剤
分類	表示指定成分
毒性	接触性皮膚炎を起こす。飲むと、腎臓障害を起こす。溶血性がある
総合危険度	★
発ガン	
アレルギー	

ベーターカロテン［βカロテン］

使用対象品	各化粧品
使用目的	カロチノイド系色素
分類	添加物
毒性	毒性は低い
総合危険度	★
発ガン	
アレルギー	

ヘキサクロロフェン

使用対象品	皮膚薬・シャンプー・石けん・制汗剤・ヘアトニック・ベビーオイル
使用目的	殺菌剤・防腐剤
分類	表示指定成分
毒性	皮膚過敏症を起こす。皮膚に吸収されて顔面色素沈着が報告されている。少量でラットに脳細胞障害が顕微鏡で観察された。小児への毒性が警告され、米国では禁止する方針
総合危険度	★★
発ガン	◎
アレルギー	◎

ベタニン

使用対象品	各化粧品
使用目的	ベタシアニジン系天然色素
分類	添加物
毒性	毒性は低い
総合危険度	★
発ガン	
アレルギー	

ヘチマ水

使用対象品	各化粧品
使用目的	保湿成分・紫外線吸収・収れん
分類	有効成分
毒性	毒性は低い
総合危険度	★
発ガン	
アレルギー	

ベンザルコニウム（塩酸塩）

使用対象品	逆性石けん・ヘアトニック・アフターシェービングローション・化粧水
使用目的	殺菌剤
分類	添加物
毒性	目に入るとアレルギー性結膜炎になるとの報告がある
総合危険度	★
発ガン	
アレルギー	◎

ベンジルアルコール

使用対象品	皮膚薬・シャンプー・石けん・香水
使用目的	溶剤・香料
分類	表示指定成分
毒性	皮膚、粘膜への刺激があり、ただれを起こす。飲むと、腹痛を起こす
総合危険度	★★
発ガン	
アレルギー	◎

ホホバ

使用対象品	化粧オイル
使用目的	皮脂類似成分（植物抽出物）・植物性液ロウ
分類	有効成分
毒性	毒性は低い
総合危険度	★
発ガン	
アレルギー	

ポリアクリル酸ナトリウム

使用対象品	歯みがき
使用目的	粘結剤
分類	添加物
毒性	皮膚粘膜を刺激する。代謝異常を起こす。動物実験で体重減少と軟便の報告がある
総合危険度	★★
発ガン	
アレルギー	◎

ポリエチレングリコール〔平均分子量600以下のもの〕

使用対象品	内用剤・皮膚薬・歯みがき・リンス・制汗剤・各化粧品
使用目的	保湿剤・界面活性剤・乳化剤
分類	表示指定成分
毒性	飲むと、肝臓、腎臓障害を起こす。アレルギー性がある。不純物に毒性があることがある。発ガン性や発ガンを促進させる作用が報告されている
総合危険度	★★★
発ガン	◎
アレルギー	◎

ポリオキシエチレンアルキルエーテル硫酸ナトリウム

使用対象品	シャンプー
使用目的	乳化剤
分類	添加物
毒性	製造過程で発ガン性物質であるジオキサンが混入している恐れがある
総合危険度	★★
発ガン	◎
アレルギー	

ポリオキシエチレンオノレンアルコールエーテル

使用対象品	基礎化粧品
使用目的	乳化剤・界面活性剤
分類	添加物
毒性	皮膚を刺激する。アレルギー性がある
総合危険度	★
発ガン	
アレルギー	◎

ポリオキシエチレン脂肪酸エステル［PEG・FAE］

使用対象品	内用剤・皮膚薬・化粧品
使用目的	乳化剤
分類	界面活性剤
毒性	製造過程で発ガン物質であるジオキサンの混入の恐れがある
総合危険度	★★
発ガン	◎
アレルギー	

ポリオキシエチレンラウリルエーテル（硫酸塩）

使用対象品	化粧水・ヘアローション・ハンドクリーム・ハンドローション
使用目的	乳化剤・界面活性剤・頭髪製品の過脂肪剤・可溶化剤
分類	表示指定成分
毒性	アレルギーを引き起こす。動物実験で受精卵死亡の報告がある
総合危険度	★
発ガン	
アレルギー	◎

ポリオキシエチレンラノリン

使用対象品	皮膚薬・化粧水・ヘアローション・ハンドクリーム・ハンドローション
使用目的	乳化剤・界面活性剤
分類	表示指定成分
毒性	皮膚を刺激する。アレルギー性がある
総合危険度	★
発ガン	
アレルギー	◎

ポリオキシエチレンラノリンアルコール

使用対象品	皮膚薬・化粧水・ハンドクリーム・ハンドローション
使用目的	乳化剤・界面活性剤
分類	表示指定成分
毒性	皮膚を刺激する。アレルギー性がある
総合危険度	★
発ガン	
アレルギー	◎

ホルモン類

使用対象品	育毛剤・ホルモンクリーム
使用目的	有効成分
分類	表示指定成分
毒性	薬理作用の激しい医薬品であり、重大な副作用や発ガン性がある
総合危険度	★★★
発ガン	◎
アレルギー	

マルチトール

使用対象品	基礎化粧品
使用目的	保湿成分
分類	有効成分
毒性	毒性は低い
総合危険度	★
発ガン	
アレルギー	

ミツロウ

使用対象品	チック・ミルキーローション・マッサージクリーム・口紅
使用目的	クリーム剤・つやだし剤・乳化剤
分類	添加物
毒性	毒性は低い
総合危険度	★
発ガン	
アレルギー	

ミリスチン酸イソプロピル

使用対象品	石けん・シャンプー・シェービングクリーム・洗顔クリーム・各化粧品
使用目的	油性原料
分類	表示指定成分
毒性	毒性は低い。アレルギー性がある
総合危険度	★
発ガン	
アレルギー	◎

無水ケイ酸

使用対象品	歯みがき
使用目的	研磨剤
分類	添加物
毒性	毒性は低い
総合危険度	★
発ガン	
アレルギー	

紫色201・401号

使用対象品	各化粧品
使用目的	着色料（タール色素）
分類	表示指定成分
毒性	発ガン性の疑いがある
総合危険度	★★★
発ガン	◎
アレルギー	◎

メタアミノフェノール

使用対象品	ヘアダイ
使用目的	染毛剤
分類	表示指定成分
毒性	強い皮膚刺激がある。アレルギーを引き起こす。発ガン性の報告がある
総合危険度	★★★
発ガン	◎
アレルギー	◎

メタフェニレンジアミン

使用対象品	ヘアダイ
使用目的	染毛剤
分類	表示指定成分
毒性	皮膚、粘膜に激しい刺激があり、過敏症となる。皮膚炎や発疹を生じる。発熱、ぜんそくなども起こる。強い変異原性があり、特に光の存在で一層増強される。発ガン性の疑いが強い
総合危険度	★★★
発ガン	◎
アレルギー	◎

2-メチル-4-イソチアゾリン-3-オン

使用対象品	シャンプー・リンス・石けん・洗顔料
使用目的	殺菌剤・防腐剤
分類	表示指定成分
毒性	目、皮膚に激しい刺激がある。アレルギーを引き起こす
総合危険度	★★
発ガン	
アレルギー	◎

メチルパラベン

使用対象品	歯みがき・リンス・クリーム類・各化粧品
使用目的	殺菌・防カビ・保存剤
分類	添加物
毒性	接触性皮膚炎やアレルギー性しっしんを起こす。飲むと、むかつき、嘔吐、搔痒症、薬物発疹、発熱、メトヘモグロビン血症、肝炎を起こす
総合危険度	★★
発ガン	
アレルギー	◎

メントール［L－メントール］

使用対象品	歯みがき・アフターシェービングローション・ヘアトニック他
使用目的	清涼剤
分類	添加物
毒性	皮膚、粘膜を刺激する。連続使用により粘膜に障害をもたらす
総合危険度	★★
発ガン	
アレルギー	◎

モクロウ

使用対象品	ポマード・ミルキーローション・マッサージクリーム
使用目的	ロウ成分
分類	添加物
毒性	毒性は低い
総合危険度	★
発ガン	
アレルギー	

没食子酸プロピル

使用対象品	皮膚薬
使用目的	酸化防止剤
分類	表示指定成分
毒性	皮膚刺激がある
総合危険度	★★
発ガン	◎
アレルギー	◎

モノエタノールアミン

使用対象品	ヘアダイ
使用目的	染毛剤
分類	表示指定成分
毒性	強い皮膚刺激がある。アレルギーを引き起こす。発ガン性の報告がある
総合危険度	★★★
発ガン	◎
アレルギー	◎

ラウリル硫酸（塩・ナトリウム・トリエタノールアミン）

使用対象品	内用剤・皮膚薬・歯みがき・シャンプー・洗顔剤・皮膚軟化クリーム・脱毛剤
使用目的	乳化剤・界面活性剤・洗浄剤・発泡剤
分類	表示指定成分
毒性	脂肪を除くので、皮膚が乾燥し荒れる。アレルギーを引き起こす。動物実験で受精卵死亡の報告がある
総合危険度	★★
発ガン	
アレルギー	◎

ラウロイルサルコシン（塩）

使用対象品	シャンプー・歯みがき
使用目的	起泡剤・殺菌剤・防腐剤
分類	表示指定成分
毒性	アレルギーを引き起こすことがある
総合危険度	★
発ガン	
アレルギー	◎

ラッカイン酸

使用対象品	各化粧品
使用目的	キノン系天然色素
分類	添加物
毒性	毒性は低い
総合危険度	★
発ガン	
アレルギー	

ラノリン（アルコール）［液状ラノリン・還元ラノリン・水添ラノリン・硬質ラノリン］

使用対象品	皮膚薬・リンス・ポマード・ヘアトニック・サンタンローション・各化粧品
使用目的	クリーム（軟膏基礎）剤・乳化剤
分類	表示指定成分
毒性	接触性皮膚発疹やアレルギー性皮膚炎を起こすことがある。皮疹などの皮膚疾患がある場合、ラノリン含有の製品をつけるとその改善を遅らせることがある
総合危険度	★★
発ガン	
アレルギー	◎

ラノリン脂肪酸イソプロピル

使用対象品	リンス・ポマード・ヘアトニック・サンタンローション・各化粧品
使用目的	クリーム（軟膏基礎）剤・乳化剤
分類	表示指定成分
毒性	接触性皮膚発疹やアレルギー性皮膚炎を起こすことがある。皮疹などの皮膚疾患がある場合、ラノリン含有の製品をつけるとその改善を遅らせることがある
総合危険度	★★
発ガン	
アレルギー	◎

ラノリン脂肪酸ポリエチレングリコール

使用対象品	リンス・ポマード・ヘアトニック・サンタンローション・各化粧品
使用目的	クリーム（軟膏基礎）剤・乳化剤
分類	表示指定成分
毒性	接触性皮膚発疹やアレルギー性皮膚炎を起こすことがある。皮疹などの皮膚疾患がある場合、ラノリン含有の製品をつけるとその改善を遅らせることがある
総合危険度	★★
発ガン	
アレルギー	◎

卵胞ホルモン

使用対象品	育毛剤・ホルモンクリーム
使用目的	有効成分（ニキビ予防・発毛）
分類	表示指定成分
毒性	薬理作用の激しい医薬品であり、重大な副作用や発ガン性がある
総合危険度	★★★
発ガン	◎
アレルギー	

リボフラビン［酢酸エステル］

使用対象品	各化粧品
使用目的	フラビン系色素
分類	添加物
毒性	光毒性の疑いがある
総合危険度	★
発ガン	
アレルギー	◎

硫酸亜鉛・硫酸アルミニウム

使用対象品	アフターシェービングローション・アストリンゼン・スキントニック
使用目的	収れん剤
分類	添加物
毒性	皮膚、粘膜への刺激があり、ただれを起こすことがある
総合危険度	★★
発ガン	
アレルギー	◎

硫酸オルトクロルパラフェニレンジアミン

使用対象品	ヘアダイ
使用目的	染毛剤
分類	表示指定成分
毒性	強い皮膚刺激があり、アレルギーを引き起こす。発ガン性の報告がある
総合危険度	★★★
発ガン	◎
アレルギー	◎

硫酸4･4'-ジアミノジフェニルアミン

使用対象品	ヘアダイ
使用目的	染毛剤
分類	表示指定成分
毒性	強い皮膚刺激があり、アレルギーを引き起こす。発ガン性の報告がある
総合危険度	★★★
発ガン	◎
アレルギー	◎

硫酸トルエン-2,5-ジアミン

使用対象品	ヘアダイ
使用目的	染毛剤
分類	添加物
毒性	皮膚、粘膜に激しい刺激があり、過敏症となる。皮膚炎や発疹を生じる。発熱、ぜんそくなども起こる。強い変異原性があり、特に光の存在で一層増強される。発ガン性の疑いが強い
総合危険度	★★★
発ガン	◎
アレルギー	◎

硫酸パラニトロメタフェニレンジアミン

使用対象品	ヘアダイ
使用目的	染毛剤
分類	表示指定成分
毒性	強い皮膚刺激があり、アレルギーを引き起こす。発ガン性の報告がある
総合危険度	★★★
発ガン	◎
アレルギー	◎

硫酸パラメチルアミノフェノール

使用対象品	ヘアダイ
使用目的	染毛剤
分類	添加物
毒性	皮膚、粘膜に激しい刺激があり、過敏症となる。皮膚炎や発疹を生じる。発熱、ぜんそくなども起こる。強い変異原性があり、特に光の存在で一層増強される。発ガン性の疑いが強い
総合危険度	★★★
発ガン	◎
アレルギー	◎

硫酸メタアミノフェノール

使用対象品	ヘアダイ
使用目的	染毛剤
分類	表示指定成分
毒性	強い皮膚刺激があり、アレルギーを引き起こす。発ガン性の報告がある
総合危険度	★★★
発ガン	◎
アレルギー	◎

流動パラフィン

使用対象品	コールドクリーム・脱毛ワックス・まゆずみ・口紅・保護クリーム
使用目的	クリーム剤
分類	添加物
毒性	皮膚を刺激し、しっしんを起こす。精製純度の低い粗悪品は、パラフィンガンといわれるガンを起こす。またガンになりやすい条件を作るといわれる。(日本製は精製純度が高く毒性は低いといわれている)
総合危険度	★★〜★★★（精製の程度による）
発ガン	◎（精製純度の低い粗悪品に）
アレルギー	◎

リン酸水素カルシウム

使用対象品	歯みがき
使用目的	研磨剤
分類	添加物
毒性	毒性は低い
総合危険度	★
発ガン	
アレルギー	

レゾルシン

使用対象品	皮膚薬・うがい液・フケとりシャンプー・ヘアダイ・ヘアトニック
使用目的	保存剤・防腐剤・殺菌剤
分類	表示指定成分
毒性	皮膚、粘膜を刺激する。過敏症・アレルギー反応を起こす。皮膚から吸収され、メトヘモグロビンを生じ、チアノーゼ、昏睡、致死的な腎臓障害を起こす。この物質を配合した膏薬を用いた幼児が甲状腺障害を起こした例もある。発ガンの疑いもある
総合危険度	★★
発ガン	◎
アレルギー	◎

ロウ

使用対象品	ミルキーローション・マッサージクリーム
使用目的	クリーム剤
分類	添加物
毒性	毒性は低い
総合危険度	★
発ガン	
アレルギー	

ロジン

使用対象品	皮膚薬・石けん・ヘアスプレー・脱毛剤
使用目的	ロウ成分・高分子化合物・ゴム質
分類	表示指定成分
毒性	皮膚、粘膜を刺激する。接触皮膚炎を起こす
総合危険度	★★
発ガン	
アレルギー	◎

ワセリン

使用対象品	ヘアクリーム・ヘアコンディショナー・ポマード・アイシャドウ
使用目的	クリーム基剤
分類	添加物
毒性	毒性は低い
総合危険度	★
発ガン	
アレルギー	

◉体験を伝える会とは

本書の出発点は、編者である私個人のアレルギー体験でした。それが、多くの同じ悩みをもつ人の支持と協力を得ることで、添加物110番としての活動につながり、一冊の本という形にまとまりました。

体験を伝える会は、このようにたった一人の体験や悩みを出発点とし、多くの共感者を得ながら、そのような体験を同じ悩みをもつ人に伝えていきたいというのが活動の主旨です。

悩んでいる人にはどんな権威ある先生や博士よりも、同じ悩みを持った人のアドバイスや体験談のほうが、はるかに貴重なことがあります。

体験を伝える会では、「危険度チェックブック」シリーズをはじめ、これからもみなさんの貴重な体験をもとに、新たなメッセージを創り出したいと思っています。

◉読者のみなさまにお願い

本書の危険度を決定するための元になる副作用や毒性データは、関連参考文献、データベース、研究機関の発表、臨床例、新聞記事をはじめ、私たち体験を伝える会にお寄せいただいた体験談など、さまざまな方面そして膨大な資料から収集しました。

しかし、薬剤や物質によってはどこにも研究データが見当たらず、掲載を見送ったものが多数ありました。

また、掲載した物質に関しても、本書では今回「発ガン性はない」と判定したものでも、今後の研究によって発ガン性が証明されるかも知れません。すでに私たちの探し得なかったところでそのようなデータが存在しているかも知れません。

今回のこのデータが、少なくとも市販薬や医薬部外品のさまざまな商品に対して、その危険性を認識し、副作用や毒性を回避するきっかけには十分なり得るとは信じていますが、私たちはさらにデータ数を増やし充実させ、なおかつ今回掲載したデータに関しても、今後常に最新の毒性研究を収集し提供していかなければならないと思っています。

そのためにも、読者のみなさまが知り得た研究データや、あるいは現実に被害にあわれた事例などお寄せいただきたいと思います。

宛先▶ 〒160-0004　東京都新宿区四谷2-1　四谷ビル
情報センター出版局『危険度チェックブック』係まで

★ご注意

最近、本書のデータの一部がインターネットで引用、掲載されているようで、本書ではなくそのインターネットの情報をもとに私どもへ問い合わせをいただくことがあるのですが、不適切な引用により不正確な情報を提供しているサイトやホームページも存在するようです。

単純な転載ミスだけでなく、たとえば、データ表の「発ガン」という項目の意味について、本書では凡例にもあるように「発ガンになんらかの関与の可能性があり注意するべきもの」として掲載している情報を、不適切な引用によりそれらが正真正銘の発ガン物質と決めつけられていたりすることもあるようです。「注意するべきもの」と「発ガン物質」では大きく意味合いが異なることはいうまでもありません。このように、引用者の誤解や曲解をもとに、データが１人歩きすることは、情報を見る側に混乱を与え、かえって危険なことになってしまいます。

本書の読者にはインターネットを利用されている方も多いと思いますが、基本的に私どもでは本書データのインターネット利用（引用・転載）についてはお断りしています。インターネット上に本書名とともにデータが使用されていても、私どもではその使用に一切関与はしておりません。本書の情報を引用者の勝手な判断・解釈で掲載し、私どもの意図しない不適切な情報となっている場合もありますのでご注意ください。

◉主な参考文献

『薬の副作用事典』薬の副作用事典編集委員会（産業調査会事典出版センター）
『医薬品副作用情報』厚生省薬務局（薬務広報社）
『逐条解説 薬事法』厚生省薬務局（ぎょうせい）
『薬事法・薬剤師法の手引き』斎藤勲（薬業時報社）
『薬剤による副作用と中毒』清水直容（ミクス）
『薬物中毒必携』ピーター・クーパー（医歯薬出版）
『家庭内化学薬品と安全性』梅津剛吉（南山堂）
『別冊宝島トコトンわかる薬の本』降旗正子・栃原真美（宝島社）
『くすりの事典12000』小林輝明（成美堂出版）
『食品・化粧品危険度チェックブック』体験を伝える会（情報センター出版局）
『ハゲ克服パーフェクトブック』体験を伝える会（情報センター出版局）
『健康弱者からの叫び〜アレルギー体験者からの警告〜』（体験を伝える会）

改訂版 市販薬・医薬部外品 危険度チェックブック

1997年 6 月29日　第1刷
2000年10月 6 日　第12刷
2004年11月 3 日　改訂版第1刷

編　者　体験を伝える会

装　幀　川島　進（スタジオ・ギブ）

発行者　田村隆英

発行所　株式会社情報センター出版局《エビデンスコーポレーション》

〒160-0004 東京都新宿区四谷2-1 四谷ビル

電話 03-3358-0231　振替 00140-4-46236

印　刷　萩原印刷株式会社

ISBN4-7958-2783-4

▶アレルギー体質の人に気をつけてほしい市販薬

（アトピー性皮膚炎、じんましん、花粉症など）

下記の市販薬の成分は、これまでに各種の機関が行なったテストや医療機関の症例により、アレルギー性の反応や副作用としてアレルギー症状が出たものです。アレルギー体質の方は、別表の「特に危険な市販薬」に加えて、これらの成分にも注意してください。

・アセトアミノフェン［解熱・鎮痛作用］……かぜ薬・解熱鎮痛剤
・アミノ安息香酸［かゆみどめ］……皮膚薬
・イオウ［殺菌剤］……皮膚薬
・塩酸アモロルフィン［抗真菌薬］……水虫薬
・塩酸テルビナフィン［抗皮膚糸状菌薬］……水虫薬
・塩酸ブテナフィン［抗真菌薬］……水虫薬
・クロモグリク酸ナトリウム［抗アレルギー剤］……アレルギー性結膜炎、春季カタル治療薬
・クロラムフェニコール［抗生物質］……皮膚薬・細菌感染炎症
・ケトプロフェン［鎮痛・抗炎症作用］……腰痛、関節痛シップ剤
・酢酸デキザメタゾン［副腎皮質ホルモン剤］……皮膚薬
・硝酸オキシコナゾール［抗真菌薬］……水虫薬
・臭化水素酸スコポラミン［抗コリン剤］……酔いどめ薬・胃腸薬
・尿素［乾燥防止・保湿剤。皮膚の角質化の改善］……皮膚薬
・ヒドロコルチゾン［ステロイド剤］……皮膚薬
・ビホナゾール［抗真菌薬］……水虫薬
・ピロキシカム［抗炎症剤］……関節炎、肩こり、腰痛シップ剤
・フェニルヨードウンデシノエート［抗白癬菌薬］……水虫薬
・フェノールフタレイン［大腸刺激・蠕動運動促進］……便秘薬
・ブロムワレリル尿素［催眠鎮静剤］……解熱鎮痛剤
・メキタジン［抗ヒスタミン剤］……かぜ薬・鼻炎薬
・硫酸亜鉛［抗炎作用・収れん作用］……点眼薬・皮膚薬
・リン酸ジヒドロコデイン［抗菌作用］……点眼薬

ぜひ注意したい市販薬・医薬部外品

▶ 潰瘍・ガンの家系の人に気をつけてほしい医薬部外品

下記の医薬部外品の成分は、諸機関の実験で、発ガン、細胞変異、染色体異常などの報告があったり、発ガン物質を生成する、ガンの発達を助けたりする可能性のあるものです。ガン治療の経験のある人や親族にガン死亡者が多いなどいわゆるガンの家系の人は、別表の「特に危険な医薬部外品」に加えて、これらの物質にも注意してください。

・2-アミノ-4ニトロフェノール［染毛剤］……ヘアダイ
・亜硫酸ナトリウム［酸化防止剤・殺菌剤］……内用医・外用剤
・ウロカニン酸エチル［紫外線吸収剤］……ＵＶ化粧品
・エストローゲン［ホルモン剤成分］……育毛剤・ホルモンクリーム
・褐色201号［着色料・タール色素］……各化粧品
・ソルビン酸［乳化剤・防カビ剤・保存剤・湿潤剤・希釈剤］…クリーム類
・トリエタノールアミン［乳化剤・分散剤・湿潤剤・希釈剤］
……クレンジング剤・皮膚薬・各化粧品
・パラフィン［クリーム剤］……脱毛ワックス、コールドクリーム、口紅
・流動パラフィン［クリーム剤］……脱毛ワックス、保護クリーム、まゆずみ
・紫色201・401号［着色料・タール色素］……各化粧品

▶ アレルギー体質の人に気をつけてほしい医薬部外品

下記の医薬部外品の成分は、これまでに各種の機関が行なったテストや医療機関の症例により、アレルギー性の反応や副作用としてアレルギー症状が出たものです。アレルギー体質の方は、別表の「特に危険な市販薬」に加えて、これらの成分にも注意してください。

・アルキルスルホコハク酸ナトリウム［発泡剤］……歯みがき
・3・3-イミノジフェノール［染毛剤］……ヘアダイ
・エデト酸［変質防止剤・保存剤］……内用剤・皮膚薬・点眼薬
・システイン［パーマネント剤］……パーマネント剤
・ジフェニルアミン［染毛剤］……ヘアダイ
・ピロガロール［染毛剤］……ヘアダイ
・ポリエチレングリコール［保湿剤・界面活性剤］……内用剤・歯みがき
・硫酸メタアミノフェノール［染毛剤］……ヘアダイ